	13 アルミニウム族	14 炭素族	15 窒素族	16 酸素族	17 ハロゲン	18 不活性ガス
						2 **He** ヘリウム
	5 **B** ホウ素	6 **C** 炭素	7 **N** 窒素	8 **O** 酸素	9 **F** フッ素	10 **Ne** ネオン

	11 銅族	12 亜鉛族	13 **Al** アルミニウム	14 **Si** ケイ素	15 **P** リン	16 **S** 硫黄	17 **Cl** 塩素	18 **Ar** アルゴン
	29 **Cu** 銅	30 **Zn** 亜鉛	31 **Ga** ガリウム	32 **Ge** ゲルマニウム	33 **As** ヒ素	34 **Se** セレン	35 **Br** 臭素	36 **Kr** クリプトン
	47 **Ag** 銀	48 **Cd** カドミウム	49 **In** インジウム	50 **Sn** スズ	51 **Sb** アンチモン	52 **Te** テルル	53 **I** ヨウ素	54 **Xe** キセノン
	79 **Au** 金	80 **Hg** 水銀	81 **Tl** タリウム	82 **Pb** 鉛	83 **Bi** ビスマス	84 **Po** ポロニウム	85 **At** アスタチン	86 **Rn** ラドン
	111 **Rg** レントゲニウム	112 **Cn** コペルニシウム	113 **Uut** ウンウントリウム	114 **Fl** フレロビウム	115 **Uup** ウンウンペンチウム	116 **Lv** リバモリウム	117 **Uus** ウンウンセプチウム	118 **Uuo** ウンウンオクチウム

88 **Ra** ラジウム

65 **Tb** テルビウム	66 **Dy** ジスプロシウム	67 **Ho** ホルミウム	68 **Er** エルビウム	69 **Tm** ツリウム	70 **Yb** イッテルビウム	71 **Lu** ルテチウム	57～71 ＊ ランタノイド
97 **Bk** バークリウム	98 **Cf** カリホルニウム	99 **Es** アインスタニウム	100 **Fm** フェルミウム	101 **Md** メンデレビウム	102 **No** ノーベリウム	103 **Lr** ローレンシウム	89～103 ＊＊ アクチノイド

日本メディネット協会作成

大学講義
放射線医学

原子・分子 から 被曝・がん

矢野一行　森口武史　廣澤成美　坂本 安　共著

丸善出版

はじめに

　最近、地球の至るところで私たちの想像を絶する規模の自然災害が多発している。東日本大震災を例に挙げるまでもなく、それらは過去のデータに基づいた予測をはるかに超えた規模の災害である。なぜ急にこのような状況に変わってきているのかを考えるとき、地球温暖化をはじめとして人間による急速な地球破壊が根底にあることは間違いなく、原子力利用もその一端を受け持っている。

　原子力利用は、ビッグバンによる宇宙誕生後の長い時間の経過と、その間に注ぎ込まれた膨大なエネルギーで誕生した地球の構成成分の一部を人工的に破壊し、それまでに注ぎ込まれた貴重なエネルギーを無断で取り出して利用しようとする人間特有の傲慢さによるものであり、そのしっぺ返しが今の私たちに重くのしかかってきているようにさえ思える。

　現在、世界には推定で約23,000発の核弾頭と、約440基の発電用原子炉があるといわれている。われわれは核弾頭を原子力の軍事利用、発電用原子炉を原子力の平和利用と区別しているが、両者とも同じ核燃料を使い、核分裂を起こすことに違いはなく、お互いを技術的に分離することは不可能である。現に、私たち日本人は、広島・長崎に投下された原子爆弾で軍事利用の恐怖を知り、一方、東京電力福島第一原子力発電所の事故で平和利用がもたらす長期間の放射線被曝による不安と恐怖に曝されている。

　放射線は人類を含めて地球上のさまざまな生き物に重大な影響を与えるとの視点から、これまでに、広島・長崎での原爆やチェルノブイリ原子力発電所事故などを通して放射線被曝者のデータが集められ、それらを用いて世界中の学者や研究者が放射線のヒトの健康に及ぼす影響を科学的に解明しようと試みてきている。しかし、一時的に大量の放射線に被曝した場合は別として、低線量被曝者のがん発生率や死亡率に関し、被曝していない人との間で統計的に有意差を見出すことは難しく、放射線の健康への影響について明確な結論は得られていない。

　原発事故などでの低線量被曝によるがんのリスクが、はっきりとした形で現れない主な原因は2つある。その一つは、がんが放射線被曝によって生じる特有の病気ではないことである。がんは、現在、私たちの2～3人に1人は罹るといわれるほどの一般的な病気であり、がんの発生に放射線の影響のみを抽出して評価

することの困難さにある。さらに複雑にしているもう一つの原因は、低線量被曝による健康への影響が放射線の直接的作用によるものではなく、放射線によって誘発される活性酸素の高い酸化力と反応性による間接的作用によることにある。私たちが酸素を取り入れて生命を維持している限り、からだの至る所で、常時、活性酸素は産生されつづけているので、放射線による活性酸素の作用のみを区別して評価することは不可能に近い。

今日、国際的に認められている放射線被曝によるがんのリスクは、「積算して100ミリシーベルトの被曝でがんの発生率は0.5%上がる」程度のものであるといわれている。しかし放射線はどのように微量であってもそれなりのリスクを伴い、とくに放射線の影響を受けやすい胎児や乳幼児のリスクについてはほとんど明らかにされていない。

チェルノブイリ原発事故以降、放射線の子どもへの影響を見続けてきた35人の医師によって執筆されたウクライナ政府報告書（2011年）が事故から25年目に公表された。それによると被曝線量の高かった子どもは早い時期に甲状腺がんを発症したが、被曝線量の低かった子どもは大人になってから発症している。また、事故後に生まれ汚染地帯で育った子どもの大半は今日でも内分泌系、筋骨格系、消化器系、循環器系などの慢性疾患に悩まされている、と子どもへの影響の深刻さを物語っている。

福島第一原発事故で最も問題となる放射性物質はセシウム137であり、その大気中への放出量は広島原爆の実に168個分に相当する膨大なものである。上に述べたウクライナ政府報告書が示唆しているように、わが国でも原発事故による子どもの健康被害の深刻さが予想され、今後何十年もの長きにわたり被災地の子どもたちの健康状態を注意深く見守り続けていく必要がある。

チェルノブイリ原発事故の長期間に及ぶ影響は、子どもだけでなく、原発の収束や除染作業に携わり低線量被曝を受け続けた事故処理作業者にも、白血病のリスクの増加として、広まりつつある。福島第一原発はいまだに事故収束にはほど遠く、さまざまな汚染水対策や廃炉に向けての作業などが山積している。さらに、将来、全国に点在する原子力発電所の廃炉に向けては莫大な数の作業者を必要と

はじめに

する。今後、これらの仕事に携わる人々の低線量被曝による健康被害が新たな社会問題に発展していく可能性を秘めている。

このような状況下で、最も大切なことは放射線被曝の健康への影響を正しく理解し、被曝による健康被害を最小に抑える対処法を科学的に明らかにすることであろう。そのためには大学教育を通して、放射線に関する基礎知識を整理し、放射線被曝による健康被害に幅広く対処できる能力を身につけた医師・研究者・技術者を養成することが求められる。

本書は、その手助けの一端として、将来、放射線と直接関わる機会が多い医歯薬系の学生を念頭に上梓した。しかし、上に述べたように、放射線被曝がより身近な社会問題に発展していく以上、広く関連する教育機関での放射線教育も念頭に置いた。

本書では、まず、放射線を正しく理解するために必要な知識を整理し、続いて原子力発電を通して、核燃料、核分裂反応、放射性廃棄物について述べる。次に、これまでは注意が払われることの少なかった身辺の放射線に触れ、それらの被曝によるヒトへの影響を評価する。さらに低線量被曝を正しく理解するために、放射線作用の本質である活性酸素について、その発生から、作用機序、消去までの流れを説明する。放射線被曝による最大の健康被害は国民病の一つといわれているがんであるので、がんの発生メカニズムから、放射線によって発生する主ながんについて述べる。最後に、がんの日常生活でのさまざまな危険因子を排除することで、放射線被曝によるがんのリスクを十分に回避できることを具体的に述べる。

本書が福島第一原発事故の被災地の子どもたちや原発処理作業者の方々の健康維持の一助になれば幸いである。

2014 年 7 月　川奈にて

著者を代表して　　矢野 一行

目　次

1章　放射線化学　1
1.1 元素の化学的性質を表す周期表　2
1.2 放射性元素と半減期　5
1.3 放射線の種類　8
1.4 放射線の単位　9

章末問題　10

2章　原子力発電　11
2.1 原子力発電所　12
2.2 原子力利用に使われる核燃料　12
2.3 ウラン235の核分裂連鎖反応　13
2.4 原子力発電所からの放射性廃棄物の処理・処分　14

章末問題　16

COLUMN 1　核分裂爆弾の開発　17
COLUMN 2　原子力発電の今後　18

3章　放射線被曝　19
3.1 外部被曝と内部被曝　20
3.2 自然被曝　22
3.3 医療被曝　23
3.4 チェルノブイリ原発事故による被曝　26
3.5 広島・長崎の原爆による被爆　27
3.6 福島第一原発事故で大気中に放出された
　　　放射性物質による被曝　28

章末問題　32

4章 放射線の人体への影響 33

4.1 活性酸素とは 34
4.2 活性酸素の発生 36
4.2.1 放射線被曝による活性酸素 36
4.2.2 紫外線照射による活性酸素 37
4.2.3 強いストレスによる活性酸素 38
4.3 活性酸素の損傷を受けやすい細胞小器官 39
4.3.1 細胞膜 40
4.3.2 核酸（DNA） 41
4.3.3 ミトコンドリア 44
4.4 活性酸素のスカベンジャー（抗酸化物質） 46

章末問題 47

5章 がん 49

5.1 がんの発生メカニズム：多段階発がん 50
5.2 がんの発生に関与するメイラード反応（糖化反応） 52
5.3 高線量放射線（原爆など）被曝によるがん 54
5.4 低線量放射線（原発事故など）被曝によるがん 55
5.4.1 放射線によるがん発生に関する仮説 56
5.4.2 放射線によるがんの種類 57
5.4.2.1 甲状腺がん 57
5.4.2.2 白血病 58
5.4.2.3 乳がん 59
5.4.2.4 その他のがん 60
5.5 放射線によるがんリスクの回避 61

5.5.1 食生活の改善　62
　　　5.5.1.1 ミネラルの摂取　62
　　　5.5.1.2 炭水化物（糖質）の摂取　63
　　　5.5.1.3 タンパク質の摂取　65
　　　5.5.1.4 脂質の摂取　67
　　　5.5.1.5 ビタミンの摂取　69
　　　5.5.1.6 食物繊維の摂取　71
　　　5.5.1.7 食事制限　72
　　5.5.2 禁煙の励行　73
　　　5.5.2.1 がん死亡数と喫煙率　74
　　　5.5.2.2 タバコの煙に含まれている発がん物質　75
　　5.5.3 運動の励行　76
　　　5.5.3.1 運動の種類　76
　　　5.5.3.2 有酸素運動の健康に及ぼす効果　77
　　　5.5.3.3 運動が予防するがん　78
　　5.5.4 がんの原因となる感染性因子の防御　79
　　　5.5.4.1 ヘリコバクター・ピロリ　79
　　　5.5.4.2 B型肝炎ウイルスおよびC型肝炎ウイルス　80
　　　5.5.4.3 ヒトパピローマウイルス　80
　　　5.5.4.4 ヒト白血病ウイルス1型　81
　章末問題　81
COLUMN 3　がん細胞の不死化　83

付録　用語　86
　単位の表記　93
　参考文献　94

索引　95

著者略歴　100

本文デザイン＝日本メディネット協会＋土方朋子

1章 放射線化学

　宇宙が誕生した137億年前のビッグバンの直後は、クォークや電子などの素粒子が漂っていた状態であったと考えられている。その後、素粒子のなかのアップクォークとダウンクォークが結合して陽子や中性子を形成し、さらにこれらの陽子と中性子が結合して原子核を形成し、それらの原子核が周りに電子を取り込んで水素やヘリウムのような小さな元素になる。

　その後、宇宙の加速的な膨張によって密度と温度が低下し、やがて水素やヘリウムは自らの重力で集合し恒星を形成していく。恒星の中心部では水素やヘリウムなどの原子核の衝突によって核融合反応が進み、炭素、窒素、酸素のような順序で鉄に至るまでの重い原子核の元素がつくられる。

　核融合反応を終えた恒星は「超新星爆発」を起こし、それまでにつくられたさまざまな元素を宇宙にばらまき、一生を終える。太陽系が生まれる前にはこのような星の一生のドラマが何度となく繰り返され、そのたびに多くの重い元素が作り出され、それらが現在の地球を初めとする太陽系を形作っていると考えられている。

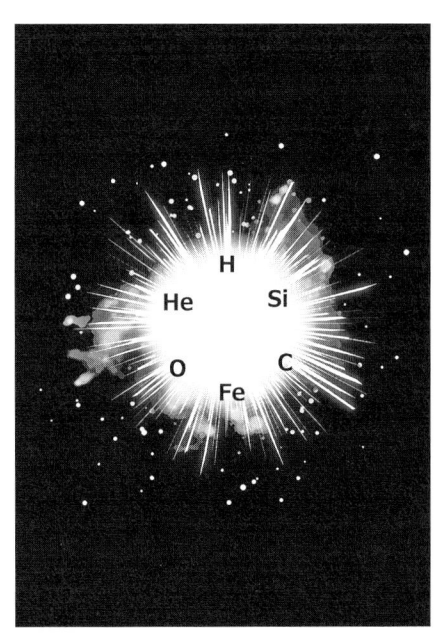

超新星爆発

学習目標

❶ 周期表の成り立ちと本質を理解する。
❷ 周期表から元素の化学的性質を推察する。
❸ 放射性元素と半減期について説明する。
❹ 放射線の種類と単位について説明する。

1 放射線化学

1.1 元素の化学的性質を表す周期表

18世紀末から19世紀初頭にかけて多くの**元素**が発見された。1817年にドイツのデーベライナーは化学的性質の似たものどうしの"3つ組元素"を発表したが、この考え方を全ての元素に当てはめることはできなかった。また1864年にイギリスのニューランズは、元素を**原子量**の順番に並べると8番目ごとに似た性質の元素が現れることを見出し、音楽の音階になぞらえて"オクターブの法則"と名

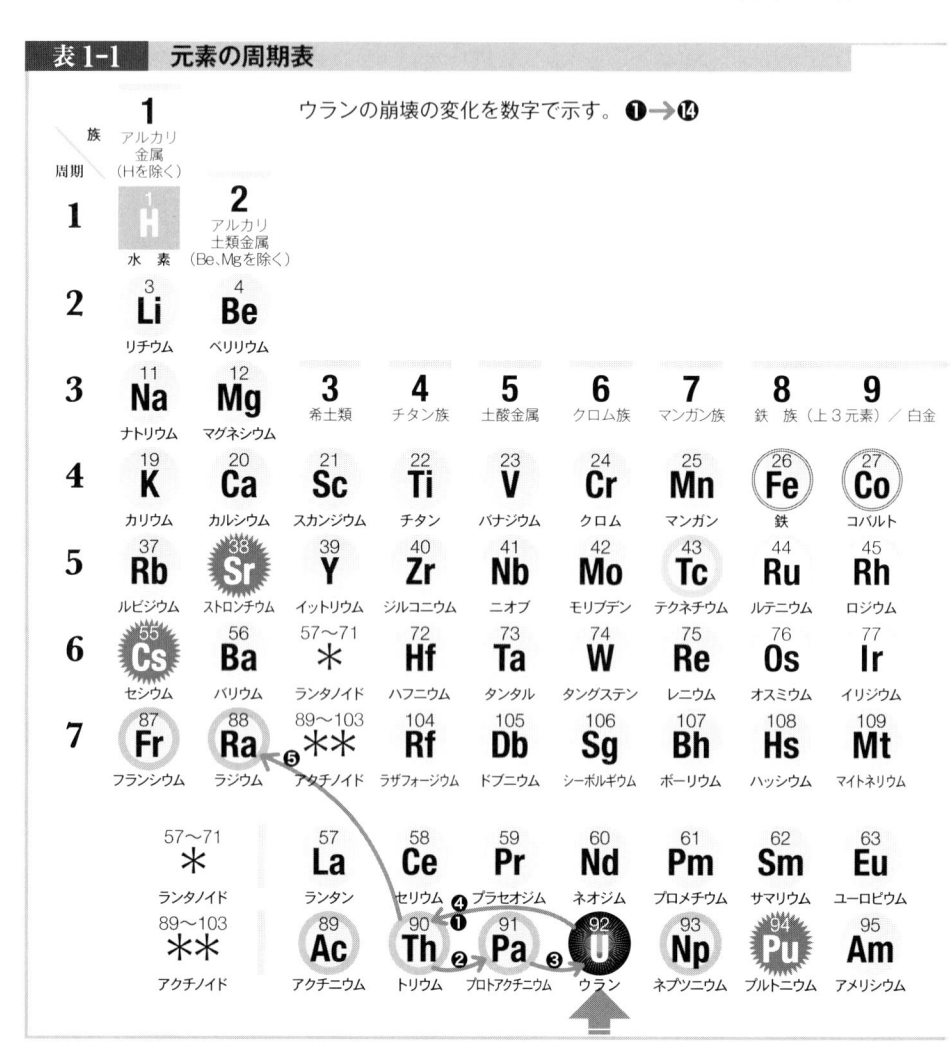

表1-1 元素の周期表

ウランの崩壊の変化を数字で示す。❶→⓮

族\周期	1 アルカリ金属(Hを除く)	2 アルカリ土類金属(Be、Mgを除く)	3 希土類	4 チタン族	5 土酸金属	6 クロム族	7 マンガン族	8 鉄族(上3元素)/白金	9
1	1 H 水素								
2	3 Li リチウム	4 Be ベリリウム							
3	11 Na ナトリウム	12 Mg マグネシウム							
4	19 K カリウム	20 Ca カルシウム	21 Sc スカンジウム	22 Ti チタン	23 V バナジウム	24 Cr クロム	25 Mn マンガン	26 Fe 鉄	27 Co コバルト
5	37 Rb ルビジウム	38 Sr ストロンチウム	39 Y イットリウム	40 Zr ジルコニウム	41 Nb ニオブ	42 Mo モリブデン	43 Tc テクネチウム	44 Ru ルテニウム	45 Rh ロジウム
6	55 Cs セシウム	56 Ba バリウム	57~71 * ランタノイド	72 Hf ハフニウム	73 Ta タンタル	74 W タングステン	75 Re レニウム	76 Os オスミウム	77 Ir イリジウム
7	87 Fr フランシウム	88 Ra ラジウム	89~103 ** アクチノイド	104 Rf ラザフォージウム	105 Db ドブニウム	106 Sg シーボルギウム	107 Bh ボーリウム	108 Hs ハッシウム	109 Mt マイトネリウム

	57~71 * ランタノイド	57 La ランタン	58 Ce セリウム	59 Pr プラセオジム	60 Nd ネオジム	61 Pm プロメチウム	62 Sm サマリウム	63 Eu ユーロピウム
	89~103 ** アクチノイド	89 Ac アクチニウム	90 Th トリウム	91 Pa プロトアクチニウム	92 U ウラン	93 Np ネプツニウム	94 Pu プルトニウム	95 Am アメリシウム

付けた。このような背景のもとで、ロシアのメンデレーエフは原子価の考えを取り入れ、1869年に**周期表**を発表し、周期表に付けた元素の順序を**原子番号**とよんだ。

今日、原子番号57〜71に相当する元素を一まとめにしてランタノイド、原子番号89〜103をアクチノイドという。アクチノイドにはウランのような**天然放射性元素**やプルトニウムを初めとして多くの**人工放射性元素**が含まれる。現在の周期表（2011年）には原子番号118のウンウンオクチウムまで記載されている（**表1-1**）。

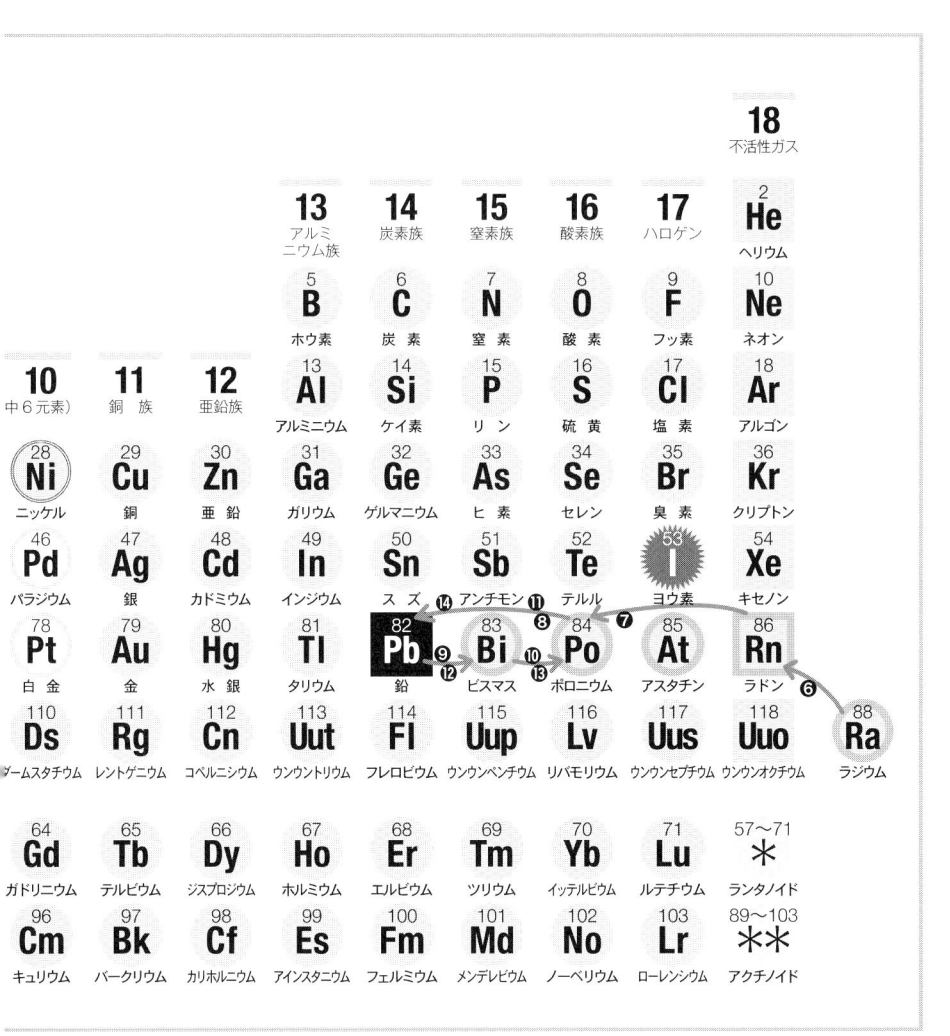

日本メディネット協会作成

1 放射線化学

周期表で縦に並んだ元素の列を**族**といい、左から1族、2族、3族、……18族まである。同じ族内にある元素を**同族元素**といい、それぞれの**最外殻電子**（原子の最も外側の電子殻にある電子）の配置が似ているので、化学的性質（イオン化エネルギー、電気陰性度）も似ている。それゆえ、周期表に示されている元素の位置関係から、それぞれの元素の化学的特性を推察することができる。

一方、横に並んだ元素の列を**周期**といい、上から第1周期、第2周期、……第7周期まである。原子核から近い順に電子の集まりの層（**殻**）があり、それらはK殻、L殻、M殻、N殻……と表される。第1周期にはK殻、第2周期にはK殻とL殻、第3周期にはK殻、L殻、M殻が含まれるように、周期が高くなるにつれて含まれる殻の種類も増えていく。**遷移元素**（3〜11族までの元素）では最外殻の電子配置が同族よりも、隣り合う元素でよく類似しているので、化学的性質の類似性は同族元素よりも同周期の元素の方が大きくなる。

福島第一原発事故による放射性汚染物質の一つの**ストロンチウム90**（電子配置：$[Kr]5s^2$）は、カルシウム（電子配置：$[Ar]4s^2$）のすぐ下に位置し、それぞれの最外殻電子は$5s^2$と$4s^2$の同族元素であるので、カルシウムと性質が類似し、骨に取り込まれやすく、一度取り込まれると長期間にわたりからだに留まり、放射線を出し続けることになる（**内部被曝**）。

さらに、福島第一原発事故での最大の汚染物質である**セシウム137**（電子配置：$[Xe]6s^1$）の水溶液中の性質は同族元素のカリウム（電子配置：$[Ar]4s^1$）に類似しているので、カリウムの植物への取り込みの際、セシウム137も取り込まれる。それゆえ、福島県産のコメで肥料として使われたカリウム濃度の低い水田からとれたコメには国の基準値を超えた放射線セシウムが検出されることになる。

1.2 放射性元素と半減期

　周期表で示されている同じ元素でも中性子数の違いにより**質量**に差が生じる核種を**同位体（アイソトープ）**という。同位体には安定なものと不安定なものがあり、不安定なもので時間とともに放射線を放出しながら崩壊するものが**放射性同位体（ラジオアイソトープ）**である。身近な例としては、分子生物学実験の放射性同位元素標識などに使われる**三重水素（トリチウム）**、放射性炭素年代測定に使われる**炭素14**、岩石の年代測定などに使われる**カリウム40**、福島第一原発事故で問題になった**ヨウ素131**などがあげられる。

　放射性同位体のみからなる元素が**放射性元素**であり、テクネチウム、プロメチウム、およびビスマス（原子番号83）以上の原子番号の全ての元素がこれに属する。放射性元素のうちで自然界に存在するものを**天然放射性元素**、粒子加速器や原子炉を利用して人工的に作り出されるものを**人工放射性元素**という。

　放射性物質（放射能をもつ物質の総称）は時間とともに崩壊し、最終的には放射能をもたない安定な同位体や別の核種となるが、その過程で放射線を出す能力が元の半分になるまでの期間を**半減期**という。一般に半減期が地球の年齢（46億年）より十分に短い核種は今日までの間に崩壊しているので自然界には存在しない。天然に存在する最大の放射性元素は原子番号92のウランであり、主として、半減期が約7億年のウラン235と44.7億年のウラン238からなる。しかし、周期表中に示したウラン崩壊の変化にみられるように、自然界の花崗岩や玄武岩に含まれているウランやトリウムは放射線を放出しながらさまざまな核種に変化する。それらの崩壊には核種の質量数を4の整数倍で表わすトリウム（$4n$）系列と4の整数倍プラス2で表わすウラン（$4n+2$）系列があり（図1-1）、崩壊の途中で生成する放射性核種（ラドンやポロニウムなど）は半減期が短いにもかかわらず自然界に存在する。

1 放射線化学

図 1-1　放射性同位体系列

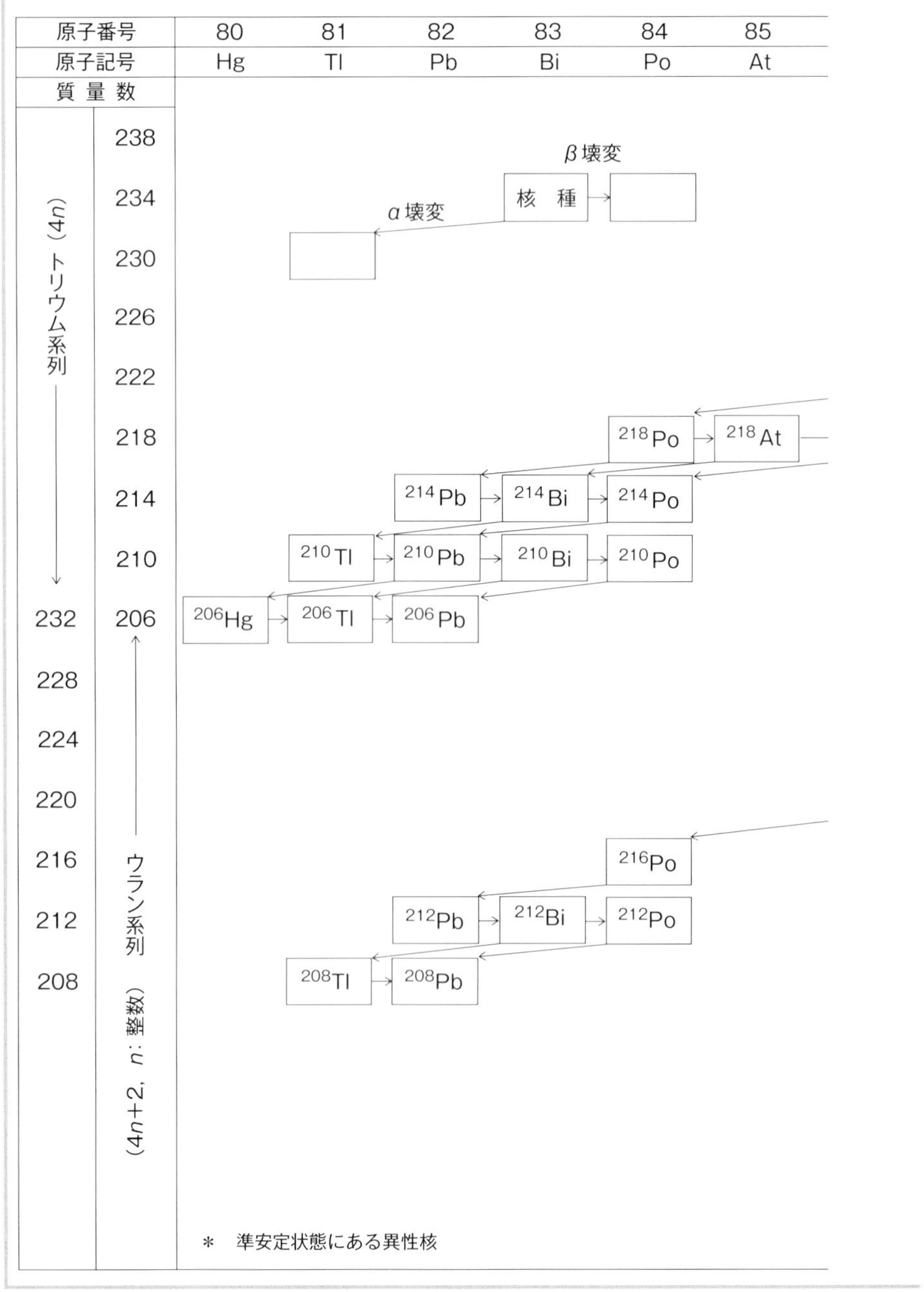

原子番号	80	81	82	83	84	85
原子記号	Hg	Tl	Pb	Bi	Po	At

質量数		
トリウム系列 (4n) ↓ 232	238	
	234	
	230	
	226	
	222	
	218	^{218}Po, ^{218}At
	214	^{214}Pb, ^{214}Bi, ^{214}Po
	210	^{210}Tl, ^{210}Pb, ^{210}Bi, ^{210}Po
	206	^{206}Hg, ^{206}Tl, ^{206}Pb
ウラン系列 (4n+2, n: 整数)	228	
	224	
	220	
	216	^{216}Po
	212	^{212}Pb, ^{212}Bi, ^{212}Po
	208	^{208}Tl, ^{208}Pb

α壊変 ←　β壊変 →　核種

*　準安定状態にある異性核

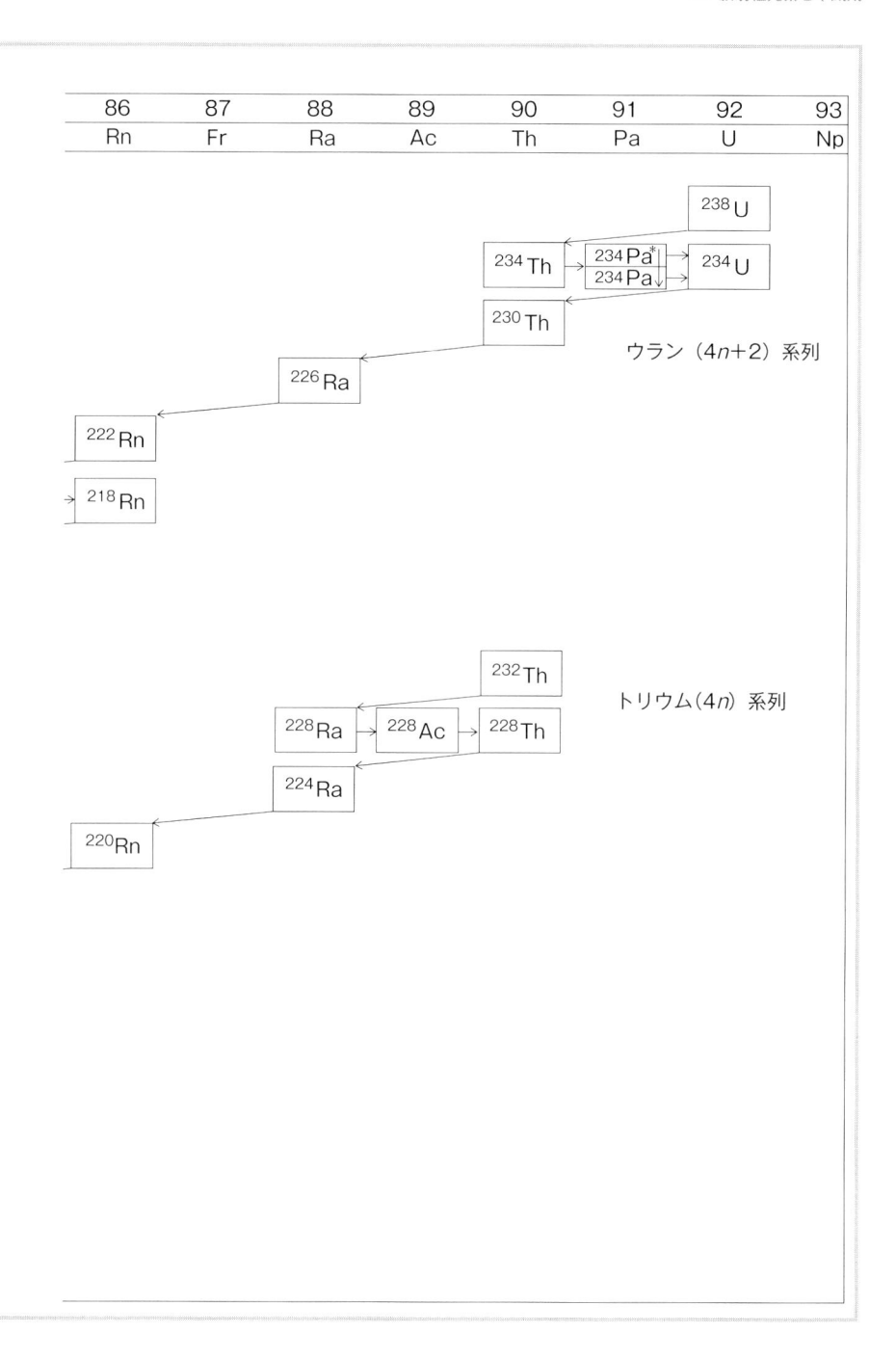

86	87	88	89	90	91	92	93
Rn	Fr	Ra	Ac	Th	Pa	U	Np

^{238}U

^{234}Th ← ^{234}Pa* / ^{234}Pa → ^{234}U

ウラン (4n+2) 系列

^{230}Th

^{226}Ra

^{222}Rn

^{218}Rn

^{232}Th

トリウム (4n) 系列

^{228}Ra → ^{228}Ac → ^{228}Th

^{224}Ra

^{220}Rn

1　放射線化学

1.3　放射線の種類

　福島第一原発事故で問題になっている放射線は、**アルファ（α）線**、**ベータ（β）線**、**ガンマ（γ）線**、**中性子線**の4種類（図1-2）である。これらの放射線の重要な作用の一つに、放射線が物質を透過する際に、そのエネルギーによって物質に含まれている酸素などの原子の最外殻電子（酸素では$2p^4$）を弾き飛ばすことによって、原子を陽イオンと電子に分離する**電離作用**がある。

　α線は、ある原子の原子核が質量数を4減らして新しい原子になり、安定化する崩壊の際に放出される放射線で、その本体は**中性子**（**静止質量**：10^{-24} g）2個と**陽子**（**静止質量**：10^{-24} g）2個からなるヘリウムの正の電荷を帯びた原子核である。それゆえ、α線は他の放射線よりもエネルギーと粒子が大きいので近くのものに与える電離作用は大きいが、その反面、空気中を10 cm以上進むことはなく、すぐにエネルギーを失い、透過力も弱く紙一枚で遮断できる。α線の例は、福島第一原発事故の放射性汚染物質の一つのプルトニウム239が質量数を4減らしてウラン235に変わるときに放出される放射線にみられる。

　β線は、中性子1個が陽子になりバランスをとって安定になろうとする崩壊の際に放出される負の電荷を帯びた**電子**で、その**質量**（**静止質量**：10^{-28} g）は中性子や陽子に比べて非常に小さいので無視できる。β線の透過力はα線より強く、空気中を10 m程度進むが、アクリル板やアルミ箔を用いると防ぐことができる。一方、β線の電離作用は透過力が強い分だけα線よりも弱くなっている。β線は原子炉内で生じるウラン239から、ネプツニウム239を経て、プルトニウム239を生成する際にみられるように、β崩壊では質量数に変化を与えることなく別の

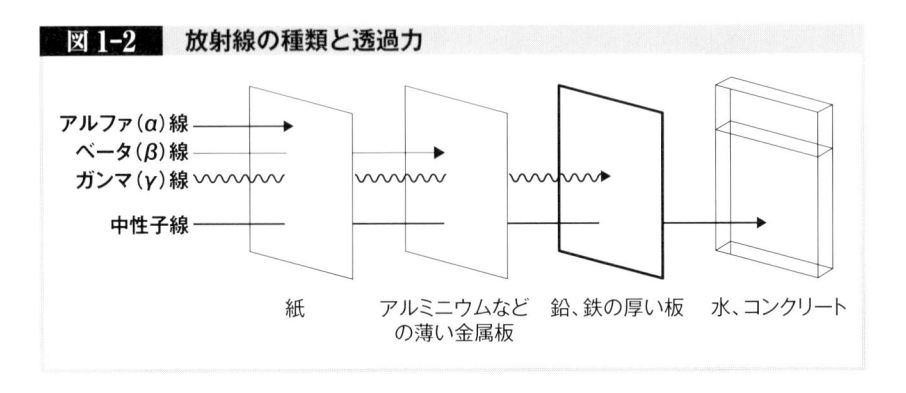

図1-2　放射線の種類と透過力

アルファ(α)線
ベータ(β)線
ガンマ(γ)線
中性子線

紙　　アルミニウムなど　鉛、鉄の厚い板　水、コンクリート
　　　の薄い金属板

元素を生じる。

γ線は、原子核の崩壊の際にα線やβ線とともに放出される余分のエネルギーで電気的には中性の**電磁波**である。γ線のエネルギーは、同じ電磁波のX線（後述）よりも大きく、空気中を数百メートル進むが、かなり厚い鉛板や鉄板を用いると被曝を防ぐことができる。γ線は外部からでも体の奥深くまで到達し影響を及ぼすがその電離作用はβ線よりも弱い。具体例としては、福島第一原発事故でのヨウ素131（半減期8日）の崩壊過程にみられ、最初はβ崩壊により準安定核種のキセノン131m（半減期12日：mはmetastable〔準安定〕の頭文字）を生じ、さらにγ崩壊によって安定核種のキセノン131になる。

中性子線は、核分裂によって発生する中性子による**粒子線**であり、電荷をもっていないので他の分子中の電子との相互作用はなく、空気中を数百メートルも遠くまで進む。中性子線の生体内での作用の本質は、中性子が水素原子核と衝突した際に生じる**高速水素原子**のもつエネルギーによる損傷である。このように透過性の高い中性子線を遮るには原子核との相互作用を利用して行われ、そのためには原子核の密度の高い水やコンクリートなどが用いられる。中性子線による被曝としては、1999年東海村の核燃料加工施設内で発生した臨界事故がある。

1.4　放射線の単位

　放射線被曝による人への影響を検討する際に用いられる放射線の単位を、紫外線によるヒトへの影響と比較しながら説明する。真夏の太陽に長時間曝されると日焼けによる傷害が皮膚などに生じるが、紫外線の弱い季節ではこのような傷害は起こらない。これは季節の紫外線の照射量の違いによるもので、放射線で相当する単位は**放射線量**の**ベクレル**（Bq）である。1 Bqは1秒間に1個の放射性壊変が起こる放射性物質の量に相当するので、例えばある放射性物質の原子420個が4秒間に崩壊したと仮定すると放射線量は105 Bqになる。

　さらに、紫外線による傷害が生じるかどうかは紫外線を浴びた量によって決まる。この量に相当する単位が放射線では**吸収線量**の**グレイ**（Gy）である。1 Gyは物質1キログラム（kg）当たり、1ジュール（J）のエネルギー吸収が生じる放射線量に相当し、その単位はJ/kgである。

　また、紫外線にはさまざまな波長の光〔波長：10〜400ナノメートル（nm）〕

表1-2　放射線の単位

	単位	説明
放射線量	ベクレル(Bq)	放射線を出す能力を表す単位 1 Bq＝(1個の原子核の崩壊)／秒
吸収線量	グレイ(Gy)	物質に吸収された放射線のエネルギー量を表す単位 1 Gy＝(1ジュールのエネルギー吸収が生じる線量)／kg
生物影響評価線量	シーベルト(Sv)	人が放射線に被曝したときの影響の程度を表す単位 Sv＝Gy×(放射線荷重係数)×(組織荷重係数)

が含まれているので、皮膚への影響は浴びた量が同じでもそれぞれの波長で異なる。放射線の場合は、先に述べた吸収線量に放射線の種類による**放射線荷重係数**（β線・γ線；1、α線；20、中性子線；5〜20）と、臓器別の放射線感受性を加味した**組織荷重係数**（生殖腺 0.2、骨髄・肺・胃・結腸；0.12、甲状腺・乳房・食道・肝臓；0.05、皮膚；0.01 など）を掛けて臓器別の線量を求め、それらを合計した値が**生物影響評価線量**の**シーベルト**（Sv）である。空気中の放射線量はガイガーカウンターで、地面から1メートル（m）の高さで測定され、その時点での空間線量率（μSv/h）が求められる。例えば空間線量率が 25 μSv の場所に2時間滞在すれば被曝総量は 50 μSv になる。これらの単位を**表1-2**にまとめた。

章末問題

1.1 周期表の縦列（族）と横列（周期）は、それぞれ何を表しているか。
1.2 同族元素と遷移元素について述べよ。
1.3 放射性元素とその半減期について述べよ。
1.4 原子力発電所の事故で問題になる放射線の種類について述べよ。
1.5 放射線の重要な作用の一つである電離作用について説明せよ。
1.6 放射線の単位について述べよ。

2章 原子力発電

　原子力発電は、化石燃料を使う代わりに、原子炉内でのウランの核分裂で発生する熱を利用して水から蒸気を発生させ、この蒸気でタービンを回転させ発電する仕組みである。原子力発電は、安定して大量の電気を作り出せるので、世界各国で競って使用され、全世界の電力の約15%をまかなっていたといわれている。しかし、東日本大震災による福島第一原子力発電所の事故の大きさから、これまでいわれてきた原子力発電のメリットとデメリットが各国で慎重に検討され始めており、今後の推移が注目される。

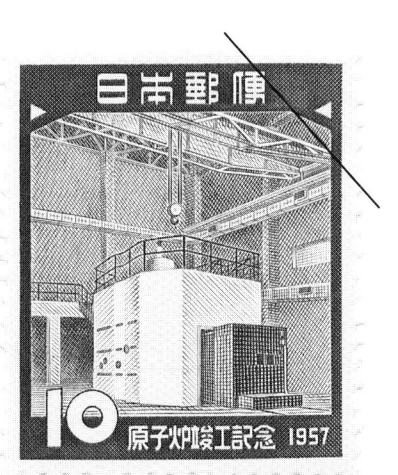

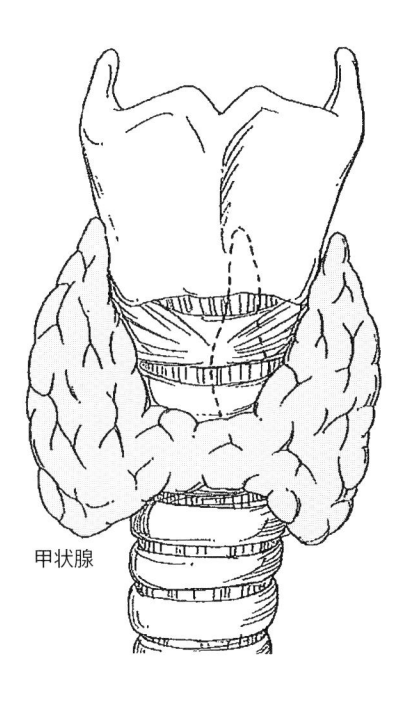

甲状腺

原子炉と甲状腺

学習目標

❶ 原子力発電所の概要を説明する。
❷ 原子力発電に使われる原子炉と核燃料について述べる。
❸ ウラン235の核分裂連鎖反応について述べる。
❹ 原子力発電所から排出される放射性廃棄物について述べる。

2 原子力発電

2.1 原子力発電所

原子力発電所は、ウランやプルトニウムの核分裂反応で発生する大量の熱で水を沸騰させて発生した蒸気で発電機に連結したタービンを回し発電する場所である。**核燃料**としては**ウラン 235** を約 3〜5%含む**ウラン燃料**が一般的であるが、その他にウラン 235 の代わりに**プルトニウム 239** を 4〜9%含む MOX 燃料が使われることもある。

原子力発電を行うには大量の水を必要とする。原子炉内の水の役割は、タービンを回すための蒸気をつくることと、中性子とウラン 235 の原子核との反応を効率よく進めるために**核分裂連鎖反応**で生じた中性子の速度を落とすことにある。その他にタービンを回した後の水蒸気を冷却して水に戻す必要があり、そのために大量の海水や河川水が使われる。

原子炉内でのウラン 235 は 3〜4 年燃やすとその濃度が 1%ほどまでに低下してくるので、**使用済み核燃料**として原子炉から取り出し、新しい燃料と交換する必要がある。この使用済み核燃料の大半は非核燃料のウラン 238 であるが、その他に、ウラン 235 が約 1%、原子炉内で生じたプルトニウム 239 が約 1%、その他の核分裂生成物が約 3%含まれている。これらから、ウラン 235 とプルトニウム 239 を分離して取り出す操作が**再処理**である。

茨城県東海村には小規模の再処理工場があるが、その処理能力が小さいので、英国とフランスに再処理を委託し、これまでに約 5,600 トンの使用済み燃料が搬出されている。一方、1997 年 12 月に操業を開始する予定で建設された青森県六ヶ所村の再処理工場はいまだに本格的操業の目途は立っていない。

2.2 原子力利用に使われる核燃料

天然のウランは、質量数の相違から、ウラン 238（半減期 4.47×10^9 年、99.275%）、ウラン 235（半減期 7.04×10^8 年、0.72%）、ウラン 234（半減期 2.45×10^5 年、0.0055%）の 3 種類の主な同位元素から成り立っている。これらのうちで中性子の衝突によって核分裂を起こすウラン 235 は天然には 0.72%しか含まれていなく、核分裂を効率よく起こさせるにはこの濃度を 3〜5%程度までに高める必要があり、そのためにさまざまな**ウラン濃縮技術**（遠心分離法、気

体拡散法、レーザー法、プラズマ法など）が開発されている。

現在、商業ウラン濃縮技術の主流になりつつある**遠心分離法**は高速回転することで試料に強大な加速度を与え、ウラン235とウラン238の質量数のわずかな差を利用して軽いウラン235の濃度を高める技術であり、そのためにはかなりの数の遠心分離機を必要とする。しばしば話題にのぼる北朝鮮のウラン濃縮施設には約2,000基の遠心分離機が設置されているといわれ、1年間に核爆弾の1～2個分に相当する濃縮ウラン235が生産できるとみなされている。

ウラン235以外の核燃料として現在使用されているものに、前述した人工放射性元素のプルトニウム239（^{239}Pu）がある。^{239}Puは、原子炉内で**非核燃料**であるウラン238（^{238}U）がウラン235の核分裂で生じた中性子を吸収し、質量数が1増えたウラン239（^{239}U）に変わり、さらにβ線を放出しながらネプツニウム239（^{239}Np）を経て生成される。

$$^{238}\text{U} \xrightarrow{\text{n}} {}^{239}\text{U} \xrightarrow{\beta} {}^{239}\text{Np} \xrightarrow{\beta} {}^{239}\text{Pu}$$

2.3　ウラン235の核分裂連鎖反応

1個のウラン235原子に外から**中性子**（n）を当てると、まず、核分裂によって1個の質量数140のバリウム（^{140}Ba）と1個の質量数96のクリプトン（^{96}Kr）が生成し、同時に2～3個の中性子と約200MeV（3.2×10^{-11} J）の熱を放出する。

$$^{235}\text{U} + \text{n} \rightarrow {}^{140}\text{Ba} + {}^{96}\text{Kr} + 2\sim3\,\text{n} \quad \sim 200\,\text{MeV}$$

ここで生じた中性子は、別のウラン235に吸収され新たな核分裂反応を起し、次々と連鎖的に進行していく（**核分裂連鎖反応**）（**図2-1**）。この状態を**臨界状態**にあるという。核分裂連鎖反応で放出するエネルギーは膨大なもので、角砂糖1個（約1グラム）程度の重さのウラン235が出すエネルギーは石炭なら3トン分、石油なら2,000リットル分の熱量に相当する。

核分裂反応では、地球誕生の悠久の歴史の流れの中で一つ一つの元素によって組み立てられた積み木細工があたかもばらばらに壊されるようにさまざまな核種

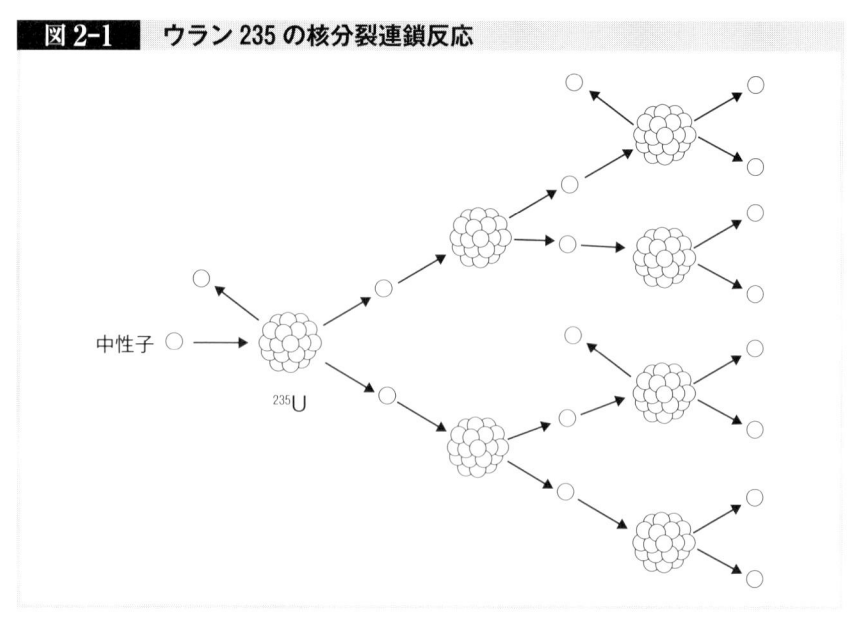

図 2-1 ウラン 235 の核分裂連鎖反応

（約 80 種）が生じる。それらの核生成物は、先の式でみたように、一方は重く、他方は軽いのが普通で、これらの質量にかかわる陽子数と中性子数の均衡を欠いた不安定な状態にあるので、これらの均衡が保たれて安定な状態になるまで崩壊し熱を出し続ける。そのために核分裂反応を停止した後の使用済み核燃料でもプールに入れて数年間水で冷やし続ける必要がある。

福島第一原発事故で運転停止後に起こった**水素爆発**は、地震と津波で原子炉の全電源が喪失し、冷却機能を失ったことで**炉心溶融**や**炉心貫通**が起こり、その結果、大量に発生した水素が空気中の酸素と爆発的に反応したものである。

2.4 原子力発電所からの放射性廃棄物の処理・処分

原子力発電所からはさまざまな大量の**放射性廃棄物**が排出され、それらは放射能の強さによって**低レベル放射性廃棄物**と**高レベル放射性廃棄物**に大別される。

低レベル放射性廃棄物は、作業に伴う衣服、床、器具などの洗浄液や、放射性の気体や液体をろ過したフィルター類などで、セメントやアスファルトで固められた後、鋼鉄製のドラム缶に詰められ、低レベル放射性廃棄物埋設センター（青

2.4 原子力発電所からの放射性廃棄物の処理・処分

図 2-2　高レベル放射性廃棄物の保管

ガラス固化体（高レベル放射性廃棄物）

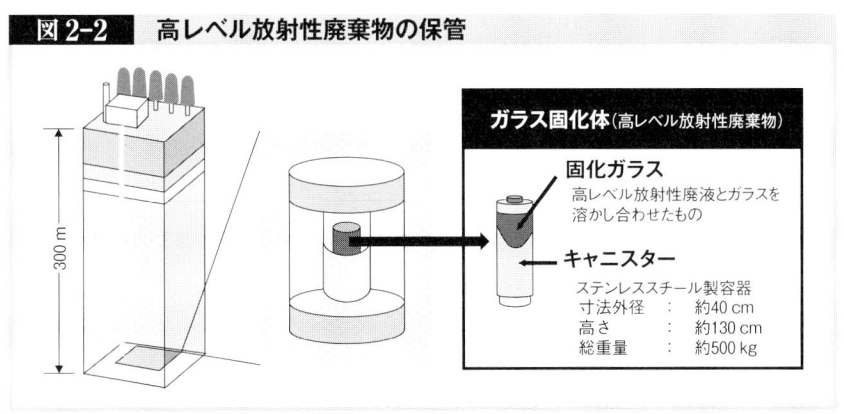

固化ガラス
高レベル放射性廃液とガラスを溶かし合わせたもの

キャニスター
ステンレススチール製容器
寸法外径　：　約40 cm
高さ　　　：　約130 cm
総重量　　：　約500 kg

300 m

NUMO原子力発電環境整備機構の資料より（一部改変）

森県六ヶ所村）の地下10 m程度の地中に埋められる。

　一方、高レベル放射性廃棄物は、再処理工場で使用済み核燃料からプルトニウムや燃え残りのウランを取り出した後のきわめて放射性の強い液体で、これをガラスに溶かし込みステンレスの容器に密閉したものが**ガラス固化体**である。これらのガラス固化体は、生活圏から厳重に隔離する必要があるので、一時保管場所で30～50年間貯蔵し、放射性物質の崩壊熱による温度（約280℃）が下がるのを待って、地下約300 m深くに埋設されることになる（図2-2）。

　わが国がこれまでに英国とフランスに再処理を委託した使用済み核燃料から、すでに10,000本を超えるガラス固化体が生じている。これらは、1995年から順次海上輸送で返還され、青森県六ヶ所村の高レベル放射性廃棄物貯蔵管理センターに一時保管されているが、その後の処分はまだ決まっていない。

原子力発電

章末問題

2.1 原子力発電所の成り立ちについて述べよ。
2.2 原子炉内での水の役割を述べよ。
2.3 原子炉内での使用済み核燃料にはどのようなものが含まれているか。
2.4 核燃料として使われる人工放射性元素のプルトニウム239の生成過程を述べよ。
2.5 原子力利用の本質はウランやプルトニウムの核分裂で放出する膨大なエネルギーを使用することにある。核分裂で生成するエネルギーの大きさについて具体的に説明せよ
2.6 原子力利用後の使用済み核燃料の再処理について述べよ。
2.7 使用済みの核燃料でも長期間プールで保管する必要がある。その理由を述べよ。
2.8 原子力発電所からでる放射性廃棄物はどのように処理・処分されるのか述べよ。

COLUMN 1

■ 核分裂爆弾の開発

　ウランの核分裂は、1938年、オットー・ハーン、フリッツ・シュトラスマン、リーゼ・マイトナーらによって発見された。そのデータは共同研究者のリーゼ・マイトナーを経てデンマークのニールス・ボーアにわたり、アメリカに持ち込まれた。そのデータを受け取ったアメリカの物理学者たちはウランの核分裂を新種のエネルギーとして捉えて研究を開始した。

　この研究は巨大な威力をもつ核分裂爆弾の開発に連なると気づいたハンガリーのレオ・シラードはアメリカの科学者たちに研究を極秘に行うように進言した。また、彼はアインシュタインに核分裂爆弾を開発するための国家的研究機関の設立を促す手紙を、ヒトラーに先んじて、ルーズベルト大統領宛に書くように勧めた。こうして1941年12月6日、"マンハッタン計画"として知られる研究機関が設置されるに至った。

　それから約1年後の1942年12月2日に、イタリアのエンリコ・フェルミの指導のもと、シカゴ大学で世界最初の原子炉「シカゴ・パイル1号」を完成させ、核分裂連鎖反応の制御に史上初めて成功し、原子時代の幕開けとなった。次の段階としての小型で必要なときに爆発する核分裂爆弾の製造はロバート・オッペンハイマーの指導のもとで進められ、1945年7月16日、ニューメキシコ州アラモゴードで爆破実験が行われた。その後、各国は競って原子爆弾を製造し、現在、世界には約23,000発の核弾頭がある。

COLUMN 2

■ **原子力発電の今後**

　福島第一原発事故が起こるまでは、政府や電力会社は「原子力発電は安くて安全で大量の発電をする」との宣伝を繰り返してきた。1957年、東海村原子炉で「第三の火」ともると報道され、記念切手が発行された。しかし今回の事故では膨大な処理費用に加えて、発電に直接要する費用、核燃料の再処理費用、使用済み放射線廃棄物の処理費用などを考慮すると、原子力発電が経済面で石炭や液化天然ガスの火力発電より優位でないことが明らかになっている。

　さらに原子力発電は、火力発電とは違い、物を燃やすわけではないのでクリーンなエネルギーであり、しかも二酸化炭素を放出しないので地球温暖化に無縁であるかのように宣伝されてきた。しかし原子力発電は、今回の事故にみられるように、地球規模での放射線汚染の拡大にかかわり、発電用のタービンを回した後の蒸気を水に戻すために大量の海水や河川水を温めることで地球温暖化にも直接かかわっている。

　福島第一原発事故を受けて、世界の先進国は原子力発電から続々と撤退を始めている。ドイツは2022年までに国内に現在17基ある原子力発電所をすべて閉鎖することを決め、代わりに太陽光、風力などの再生可能エネルギーを中心とした電力への転換を目指している。またスイス政府も稼動中の原子炉5基を全て廃炉にすることを表明している。イタリアでも脱原発政策の姿勢を継続していくことを明らかにしている。

　しかしわが国の政府は福島原発事故調査委員会の最終報告を待たずに、2012年7月、大飯原発の再稼働を始めたが、現在(2014年6月)は中止し、稼働中の原発はない。果たして原子力発電所がわが国の将来にとって本当に必要な施設であるのか大いに疑問が残る。

3章 放射線被曝

　私たちが放射線を浴びることを被曝という。被曝といえば、原子爆弾の投下や原子力発電所の事故などで発生する人工放射線を浴びることを直ちに思い浮かべるが、私たちが日常生活を送っている間にも絶えず大地や、飲食物、大気などからの自然放射線や、さまざまな健康診断や放射線治療を通しての医療放射線を浴びている。

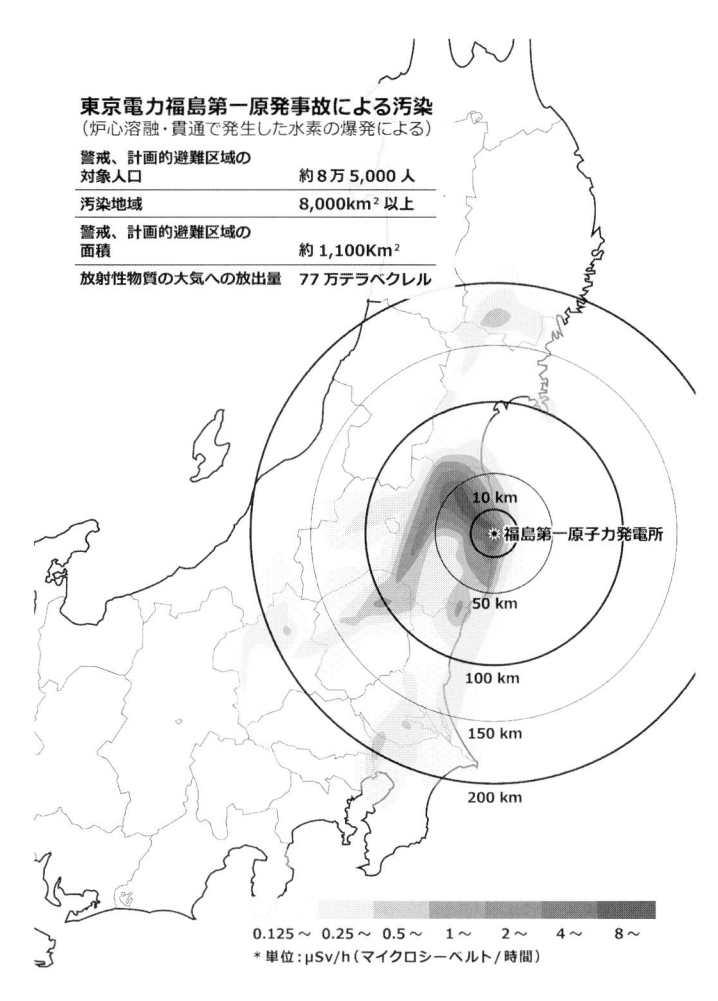

東京電力福島第一原発事故による汚染
（炉心溶融・貫通で発生した水素の爆発による）

警戒、計画的避難区域の対象人口	約8万5,000人
汚染地域	8,000km² 以上
警戒、計画的避難区域の面積	約1,100Km²
放射性物質の大気への放出量	77万テラベクレル

0.125〜　0.25〜　0.5〜　1〜　2〜　4〜　8〜
＊単位：μSv/h（マイクロシーベルト/時間）

3 放射線被曝

　全ての放射線はエネルギーをもっているので被曝によって細胞が損傷を受けることには違いはなく、自然放射線も医療放射線もからだに及ぼす影響は人工放射線と大差はない。ただし、被曝線量が高い場合にはがんや白血病などの重大な損傷が引き起こされるが、低い場合でも線量に応じてそれらの損傷の起こる確率が増えていく。

学習目標
1. 低線量放射線被曝について説明する。
2. 自然被曝について説明する。
3. 医療被曝について説明する。
4. チェルノブイリ原発事故による被曝について述べる。
5. 広島・長崎原爆による被爆について述べる。
6. 福島第一原発事故で大気中に放出された放射性物質を、広島原爆で放出された放射性物質と比較し、それぞれの核種による被曝について述べる。

3.1　外部被曝と内部被曝

　放射線を浴びる**被曝**の仕方には、その放射線源がからだの外にあり皮膚を通して放射線を浴びる**外部被曝**と食事や呼吸によって体内に取り込まれた放射線源から放射線を浴びる**内部被曝**がある。

　外部被曝の代表的なものとして原爆や原発事故による被曝以外に、後で述べる**医療被曝**がある。外部被曝では飛行距離の短いα線やβ線は衣服や皮膚で遮られるのでからだへの影響は少ない。一方飛行距離の長いγ線や中性子線は透過力が強く、からだの深部にまで放射線の影響を及ぼすが、それらの影響が一部の組織に集中することはないので、低線量被曝であるかぎり、次に述べる内部被曝の影響と比べてそれほど深刻なものではない。

　放射性物質に汚染された地域に、ある一定時間滞在したことによる外部被曝を評価するには、それぞれの放射線用（とくにγ線用）の**携帯放射線測定器（サーベイメーター）**で空間放射線量率（例えば$\mu Sv/h$）を測定し、その値に滞在時間を掛けることで外部被曝線量が求められる。

一方、内部被曝では放射性物質が体内に取り込まれる侵入経路によって、放射性微粒子や気体を口や鼻から吸いこむ**吸入被曝**と、放射性物質が付着した飲食物を口から摂る**経口被曝**に分けられる。内部被曝の評価には、それぞれの侵入経路に分けて摂取した放射線量を求め、それぞれの核種に対応する**実効線量係数**を掛けて被曝量を求め、それらの値を合算したものを用いる。**表 3-1** に福島第一原発事故による主な汚染放射線物質の半減期と成人の実効線量係数を示した。これらの実効線量係数は年齢によって異なり、一般に放射能の影響を受けやすい乳幼児や小児では高くなる。

内部被曝では飛行距離の短い α 線や β 線は直接組織や臓器の狭い範囲の細胞を一定期間連続して放射するので危険性は大である。とくにエネルギーと粒子の大きい α 線の危険性は、先に述べたように、β 線や γ 線の 20 倍に相当すると見積もられている。

原子力発電所の事故による被曝では外部被曝と内部被曝の割合は約半々であるといわれている。例えば、後で述べるチェルノブイリ原発事故によるベラルーシの比較的高い汚染地域の調査では、外部被曝として土壌から 50.3％、河・湖岸から 4.0％、水泳から 0.01％、内部被曝として魚類から 20.6％、その他の食品から 23.9％、飲料水から 1.2％となっている（国際原子力機関）。当然のことであるが、その地域の汚染レベルが低くなればなるほど、外部被曝よりも内部被曝の割合は高くなる。

最近、内部被曝を受けた人の体内に存在する放射性物質の量を体外から測定できる装置として**ホールボディカウンター**（**図 3-1**）が注目されている。この装置

表 3-1　汚染放射性物質の半減期と実効線量係数（成人）

核　種	半減期	経口摂取 [Sv/Bq]	吸入摂取 [Sv/Bq]
ヨウ素 131	8 日	2.2×10^{-8}	7.4×10^{-8}
セシウム 134	2 年	1.9×10^{-8}	2.0×10^{-8}
セシウム 137	30 年	1.3×10^{-8}	3.9×10^{-8}
ストロンチウム 90	29 年	2.8×10^{-8}	1.6×10^{-7}
プルトニウム 239	2.41 万年	2.5×10^{-7}	1.2×10^{-4}
テルル 129m	1.16 時間	6.3×10^{-11}	3.9×10^{-11}
銀 110m	250 日	2.8×10^{-9}	1.2×10^{-8}

原子力安全研究協会より。

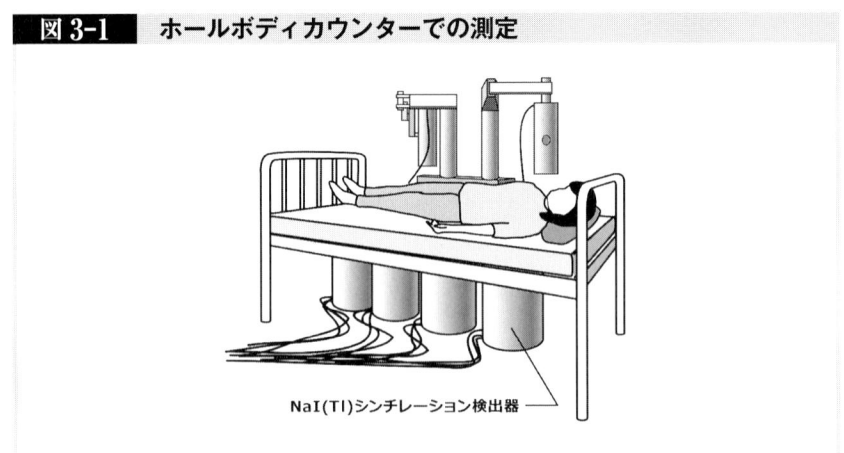

図3-1 ホールボディカウンターでの測定

NaI(Tl)シンチレーション検出器

は体内の放射性核種から放出される透過力の強い γ 線を計測するもので、現在では主に体内のセシウム 137 の定量分析や分布状態の測定に用いられている。

福島第一原発事故による被曝との関連から、今日、クローズアップされてきている被曝に**自然被曝**と**医療被曝**がある。私たち日本人がこれらから受ける被曝量は 1 年間に約 5.3 mSv（ミリシーベルト）になるといわれている。

3.2 自然被曝

自然界から浴びる放射線は、天然のカリウム中に 0.0117% 含まれている放射性同位体のカリウム 40 と炭素中に 1.2×10^{-10}% 含まれている炭素 14 からの β 線、ウラン 238 の崩壊系列で生じるラドン 222 と、トリウム 232 の崩壊系列（**図 1-1 参照**）で生じるラドン 220 から放出される α 線、太陽や星からの宇宙線に含まれている γ 線である。

これらの放射線による 1 人当たり 1 年間の世界の平均被曝量は約 2.4 mSv であるが、地域によって 1.0～13 mSv と大きな隔たりがある。わが国の平均被曝量は 2.1 mSv で（**表 3-2**）、その内訳は大地からの β 線と宇宙線の γ 線とによる外部被曝が 0.63 mSv、食物として経口摂取した β 線と吸入摂取した α 線とによる内部被曝が 1.47 mSv である。これら以外にも、私たちは体内に存在する天然放射性物質からも常時被曝を受け、その被曝量は体重 60 kg のヒトでは年間

表 3-2　自然から受ける年間実効線量 [mSv/人・年]

被曝	放射線被曝の種類	世界	日本
外部被曝	大地放射線	0.5	0.33
	宇宙線	0.4	0.30
内部被曝	カリウムなどからの経口摂取	0.3	0.99
	ラドンなどからの吸入摂取	1.2	0.48
	合　計	2.4	2.10

放射線医学総合研究所：″ナースのための放射線医療″, p.26, 朝倉書店（2002）を新しいデータ（2008 年）で一部改変。

0.29 mSv に達すると推定されている。

　これら自然からの放射線も原発などからの人工放射線もヒトに対する影響は同じと考えられるので、地殻組成の違いなどによって生じる 10 mSv を超える**高線量地**（中国の陽江、イランのラムサール、インドのケララ、ブラジルのガラパリなど）の住民には放射線による健康障害が予想される。しかし、実際はそれらの高線量地に住んでいる人々に、一部の細胞に点突然変異や染色体異常（4 章中扉参照）などはみられるものの、がんの発生や死亡率の増加などのような深刻な影響は報告されていない。このことは、第 5 章で詳しく述べるが、放射線被曝によるがんのリスクは、がんに罹りにくいような生活習慣を身に着けることで、回避できることを示唆している。

3.3　医療被曝

　先に述べたように、自然被曝より大きいものに医療放射線による被曝がある（図 3-2）。医療に使われる放射線は、これまで述べてきたような放射性物質から放出されるものではなく、次に述べる X 線管から発生する電磁波である。

　真空に保たれた X 線管内のフィラメントを高温に熱して発生した熱電子を高電圧で加速し標的の金属（銅、モリブデン、タングステンなど）に衝突させると、第 1 章で述べた、金属原子の K 殻に存在する 1s 軌道の電子が弾き飛ばされてその軌道が空になる。その空の軌道に、L 殻や M 殻などのエネルギー準位の高い軌道（2p や 3p など）の電子が遷移し、それに伴って生じる余分のエネルギーがさまざまな電磁波（**X 線**）として放出される。これらのうちで波長 0.01〜10 nm

3 放射線被曝

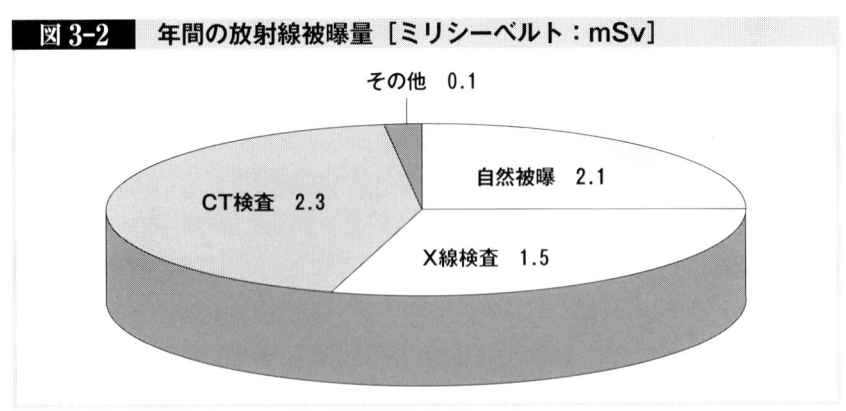

図 3-2 年間の放射線被曝量 [ミリシーベルト：mSv]

- その他　0.1
- CT検査　2.3
- 自然被曝　2.1
- X線検査　1.5

の電磁波が医療に用いられる。

　医療被曝は**放射線診断**や**放射線治療**に用いられるX線による被曝であり、それらの被曝量は高いにもかかわらず、診断や治療のメリットが被曝によるデメリットを上回るとの判断から被曝限度量の法的規制はない。しかし、医療被曝は、福島第一原発事故にみられる被曝とは異なり、体調不良の患者ほど頻繁に被曝を受けることになり、場合によっては致命的な被曝量に達する危険性もある。さらに一般の人々が受ける予防検診での放射線診断では、異常のなかった場合は健康であるとの安心は得られるものの、放射線被曝による害は避けられない（**表3-3**）。

　今日の医学に革命をもたらした**画像診断装置**の一つに **CT スキャン**（コンピューター断層撮影）がある。CT スキャンは X 線管球から発生した X 線のビームを患者の身体に照射し、からだを通り抜けた X 線を反対側の検出器で計測する装置である。この装置で X 線の放射部と検出器を身体の周囲を 1 回転させるとからだの断層を計測することができ、これらの測定値をデジタル信号化し、コンピューターで処理することで身体の**横断画像**が得られる。最近の装置ではコンピューター処理によって様々な方向の断層像が撮影でき、これらの組み合わせで**立体画像**の作成も可能になっている。

　X 線は対象となる組織中の原子番号が大きい元素からなる場所や、組織の密度の高い場所では吸収されやすいので、透過した X 線を撮影すると濃淡が生じる。具体的には X 線が通りにくい骨のような部位は白く、通りやすい皮膚や肺などでは黒く、がん組織は通常の組織よりも X 線を通しにくいので白く表示される。

またそのままでは写し出せない血管や消化器などは**造影剤**（ヨードなど）を投与することで撮影が可能になる。

わが国の医療による放射線被曝量は世界的にみて突出して高い。医療先進国の1人当たりの放射線診断による平均線量が 1.92 mSv に対して、わが国では 2.3 mSv になっている（2008 年）。その理由として、標準的な X 線検査の 50～500 倍以上も高い放射線量の CT スキャン装置の普及率が他国よりも極端に高いことがあげられている。

CT スキャンによる被曝量を福島第一原発事故による被曝量と比較してみると、福島の避難区域の設定基準放射線量（年間）は 20 mSv であるので、身体の場所によっては、CT スキャン 1 回のわずかな時間で避難区域の年間被曝量の約半分を被曝することになる（表 3-3）。このような高線量の被曝が繰り返されると当然のことであるが、がんのリスクは確実に上昇し、現に、わが国の医療被曝による発がんリスクは欧米諸国に比べて約 3 倍も高いといわれている。

これまでは医療被曝を患者中心に述べてきたが、**放射線医療業務従事者**（医師、診療放射線技師、看護師など）は患者の放射線治療や診断にかかわることで常時被曝を受けているので問題になる。これらの医療従事者が受ける主な被曝は、患者の受ける被曝（**一次 X 線**）とは異なり、患者に照射された放射線の一部が体内の組織で散乱し、からだの外に放出された放射線（**二次 X 線**）によるもので

表 3-3　X 線検査で受ける実効線量 [mSv/検査]

検査	部位	男性	女性
一般 X 線診断	頭部	0.10	0.10
	胸部	0.06	0.06
	上部消化管	8.00	7.00
	注腸	6.00	8.00
X 線 CT 検査	頭部	0.48	0.48
	胸部	8.63	8.58
	上腹部	9.00	9.00
	下腹部	3.60	7.10
集団検診	胃部	0.60	
	胸部	0.05	
歯科 X 線診断		0.03	

放射線医学総合研究所："ナースのための放射線医療"，p.29，朝倉書店（2002）を改変。

ある。

　放射線医療従事者は**ガラスバッジ**などの個人モニターで定期的に被曝線量を測定・評価することが義務付けられている（医療法施行規則：第30条の18．2007年）。その実効線量限度は次のとおりである。①　5年毎に100 mSv、②　年間50 mSv、③　妊娠する可能性のある女性は3カ月で5 mSv、④　妊娠中の女性は1 mSv（医療法施行規則：第30条の27．2007年）。

　これらの医療従事者の受ける全身被曝線量は、特殊な女性は別として、5年間で100 mSvを超えないにしても、広島・長崎での被爆者の追跡調査から積算平均値が100～200 mSvを超えるとがんのリスクが増すことが知られているので、10年以上の長期間この限度量近くの医療業務に携わっていると白血病や脳腫瘍などのリスクは高くなる。

　今日の医療被曝による健康被害を最小限に抑えるためには、患者だけではなく放射線医療従事者も一人ひとりが医療被曝のリスクを正しく認識し、不必要な放射線検査や放射線治療を減らすように努めることが大切である。

3.4　チェルノブイリ原発事故による被曝

　チェルノブイリ原発事故は、1986年4月26日、現在のウクライナ共和国のチェルノブイリ原発4号機が実験中に爆発炎上し、10日間にわたり大量の放射性物質を放出し続けたものである。

　この事故で、約40万人が疎開し、汚染された地域は14万5,000 km^2（日本の面積の約4割）に達し、放射性物質の大気中への放出量は520万テラBq（付録参照）に達したといわれている。ちなみに、福島第一原発事故では、警戒・計画的避難区域の対象人口は約8万5,000人、汚染地域は8,000 km^2（福島県の面積の約6割）、放射性物質の大気への放出量は77万テラBqであった。これらのデータからして、チェルノブイリ原発事故は福島第一原発事故よりも深刻であったようにみえるが、原子力事故の重大さを評価する**国際原子力事故評価尺度（INES：International Nuclear Even Scale）**は両者とも同じ深刻な事故を示す「レベル7」である。

　チェルノブイリ事故で、セシウム137が37,000 Bq以上の汚染地域に住み続けた人は600万人を超え、555,000 Bq以上の中心周辺30 km圏から強制避難した

住民は 13 万 5,000 人といわれている。これらの人が爆発事故以降から 2005 年までの期間に外部被曝した放射線量の積算平均値は、前者で 10〜20 mSv、後者で 50 mSv 以上と推定される。さらに、これらの人々のセシウム 137 に汚染された肉やミルク、キノコや野菜を食べ続けたことによる内部被曝量は 500〜50,000 Bq と見積もられている。ところが、国際機関である国連科学委員会は、チェルノブイリ原発事故による健康被害として、事故処理に携わった人たちの白血病や白内障と小児の甲状腺がんの発症は原発事故によるものと認めているが、それ以外の被害は立証されないとしてきた。

しかし、チェルノブイリ原発事故から 25 年間にわたり、236 万人の健康調査に携わってきた 35 人の医師によって執筆された**ウクライナ政府報告書**（2011 年）はこの事故による健康への影響の深刻さを次のように述べている。今日、汚染地帯の住民の被曝量は減ってきているものの、被曝当時の子どもが成人になってからも甲状腺がんは増え続けている。さらにがん以外にもさまざまな病気（とくに心臓と血管の病気）が増え続け、また原発事故後に生まれ汚染地帯で育った子どもの大半は内分泌系、筋骨格系、消化器系、循環器系などの**慢性疾患**に悩まされている。これらの健康被害の原因は慢性的に食べ物から摂取するセシウム 137 による内部被曝と、新鮮で良質な食物の不足による栄養状態の悪化にあると結論付けている。

3.5 広島・長崎の原爆による被爆

1945 年 8 月 6 日に広島に投下された**ウラン型原子爆弾**のエネルギーは TNT 火薬 16 キロトン（kt）に相当し、続いて 9 日に長崎に投下された**プルトニウム型原子爆弾**は TNT 火薬 21 kt に相当したと推定されている。これらの原爆によるエネルギーの分布は爆風 50％、熱線 35％、放射線 15％と見積もられている。

原爆によって生じた放射線は爆発直後に放射された**初期放射線**（主に中性子線や γ 線）とその後長時間にわたって放射された**残留放射線**（核分裂生成物による放射線）に分けられるので、これらの放射線の被曝線量の正確な把握は非常に困難である。今日、個々の被爆者が浴びた被曝線量の把握には、これらを考慮した **DS02（Dosimetry System 2002）線量推定方式**（日米実務研究班 2003 年）が用いられている。

広島・長崎の原爆による犠牲者は合せて20万人を超え、その他に放射線による多くの被曝者が出た。これらの被曝者のうちの生存者（7万6,000人）について広範な疫学調査が行われ、その結果、約1,000人の死亡が原爆被曝によるものと推定され、残りの生存者については悪性腫瘍発生の調査が行われた（第5章3節参照）。

さらに、胎児への影響は放射線に対して感受性の最も高い妊娠8～15週が一番大きく、母親の被曝線量が多いほど知的障害児が生まれる割合は高かった。感受性の低くなる妊娠16～25週に入ると500 mSvを超えてから被曝の影響が現われ、それ以外の週齢では影響はみられなかった。また、被爆生存者から生まれた子どもにも遺伝的な影響はみられなかった。

3.6　福島第一原発事故で大気中に放出された放射性物質による被曝

2011年3月11日、三陸沖を震源とする巨大地震で運転中の**東京電力福島第一原発1～3号機**の原子炉は全て自動停止したが、送電線の破壊による外部電源の喪失と津波による非常用電源の喪失が重なり、これら3つの原子炉が同時に**メルトダウン**を起した。その結果、原子炉内には大量の水素が発生し、それらの爆発で原子炉建屋は破壊し、INES「レベル7」で示される大惨事になった。

この事故による放射線汚染の深刻さは、福島第一原発1～3号機からの大気中への放射性核種ごとの放出量として公表された（表3-4）。これらのうちで最も放出量の多い核種はキセノン133（Xe-133）で、その放出量は11エクサBq（付録参照）と膨大なものである。しかし、Xe-133はヘリウムと同族の不活性ガス（表1-1）に属し、からだに取り込まれてもそのまま排出されるので健康への影響は少ないと考えられる。

これらの中で健康に影響を与える主な核種の放出量の大きさを具体的に把握するために、広島原爆による大気中への放出量（表3-5）と比較しながら述べる。福島第一原発事故で放出された核種の数は広島原爆の約2倍であり、その中で注目すべき核種は原子炉内で産生されたプルトニウム239である。

放射性ヨウ素（ヨウ素131）の放出量の合計は16万テラBq（付録参照）で、広島原爆の2.5個分に相当する。ヨウ素131の半減期は8日と短いが、甲状腺には約80日間とどまり、その間、最初はβ線、続いてγ線を放出し続ける。ヨウ

表 3-4 福島原発事故での放射性物質の大気中への放出量の試算値(Bq)

核種	1号機	2号機	3号機	放出量合計
Xe-133	3.4×10^{18}	3.5×10^{18}	4.4×10^{18}	1.1×10^{19}
Cs-134	7.1×10^{14}	1.6×10^{16}	8.2×10^{14}	1.8×10^{16}
Cs-137	5.9×10^{14}	1.4×10^{16}	7.1×10^{14}	1.5×10^{16}
Sr-89	8.2×10^{13}	6.8×10^{14}	1.2×10^{15}	2.0×10^{15}
Sr-90	6.1×10^{12}	4.8×10^{13}	8.5×10^{13}	1.4×10^{14}
Ba-140	1.3×10^{14}	1.1×10^{15}	1.9×10^{15}	3.2×10^{15}
Te-127m	2.5×10^{14}	7.7×10^{14}	6.9×10^{13}	1.1×10^{15}
Te-129m	7.2×10^{14}	2.4×10^{15}	2.1×10^{14}	3.3×10^{15}
Te-131m	9.5×10^{13}	5.4×10^{10}	1.8×10^{12}	9.7×10^{13}
Te-132	7.4×10^{14}	4.2×10^{11}	1.4×10^{13}	7.6×10^{14}
Ru-103	2.5×10^{9}	1.8×10^{9}	3.2×10^{9}	7.5×10^{9}
Ru-106	7.4×10^{8}	5.1×10^{8}	8.9×10^{8}	2.1×10^{9}
Zr-95	4.6×10^{11}	1.6×10^{13}	2.2×10^{11}	1.7×10^{13}
Ce-141	4.6×10^{11}	1.7×10^{13}	2.2×10^{11}	1.8×10^{13}
Ce-144	3.1×10^{11}	1.1×10^{13}	1.4×10^{11}	1.1×10^{13}
Np-239	3.7×10^{12}	7.1×10^{13}	1.4×10^{12}	7.6×10^{13}
Pu-238	5.8×10^{8}	1.8×10^{10}	2.5×10^{8}	1.9×10^{10}
Pu-239	8.6×10^{7}	3.1×10^{9}	4.0×10^{7}	3.2×10^{9}
Pu-240	8.8×10^{7}	3.0×10^{9}	4.0×10^{7}	3.2×10^{9}
Pu-241	3.5×10^{10}	1.2×10^{12}	1.6×10^{10}	1.2×10^{12}
Y-91	3.1×10^{11}	2.7×10^{12}	4.4×10^{11}	3.4×10^{12}
Pr-143	3.6×10^{11}	3.2×10^{12}	5.2×10^{11}	4.1×10^{12}
Nd-147	1.5×10^{11}	1.3×10^{12}	2.2×10^{11}	1.6×10^{12}
Cm-242	1.1×10^{10}	7.7×10^{10}	1.4×10^{10}	1.0×10^{11}
I-131	1.2×10^{16}	1.4×10^{17}	7.0×10^{15}	1.6×10^{17}
I-132	4.5×10^{14}	9.6×10^{11}	1.8×10^{13}	4.7×10^{14}
I-133	6.5×10^{14}	1.4×10^{12}	2.6×10^{13}	6.8×10^{14}
I-135	6.1×10^{14}	1.3×10^{12}	2.4×10^{13}	6.3×10^{14}
Sb-127	1.7×10^{15}	4.2×10^{12}	4.5×10^{14}	6.4×10^{15}
Sb-129	1.6×10^{14}	8.9×10^{10}	3.0×10^{12}	1.6×10^{14}
Mo-99	8.1×10^{7}	1.0×10^{4}	6.7×10^{6}	8.8×10^{7}

福島原子力発電所の事故について原子力災害対策本部(2011年6月)(2011年10月訂正)

表 3-5　広島原爆による放射性物質の大気中への放出量の試算値（Bq）

核　種	放出量
H-3	1.1×10^{16}
C-14	1.3×10^{13}
Mn-54	2.4×10^{14}
Fe-55	9.2×10^{13}
Sr-89	1.1×10^{16}
Sr-90	5.8×10^{13}
Y-91	1.1×10^{16}
Zr-95	1.4×10^{16}
Ru-103	2.3×10^{16}
Ru-106	1.1×10^{15}
Sb-125	6.9×10^{13}
I-131	6.3×10^{16}
Ba-140	7.1×10^{16}
Ce-141	2.5×10^{16}
Ce-144	2.9×10^{15}
Cs-137	8.9×10^{13}

原子力放射線の影響に関する国際科学委員会報告（2000年）

素（融点 113.5℃；沸点 184.4℃）は、もともとは固体であるが、昇華して気体になり、また、水溶性であるので水蒸気に含まれ、空気の流れに乗って広い範囲を汚染する。

　ヨウ素は体内に取り込まれると、甲状腺ホルモンをつくる器官の**甲状腺**（2章中扉参照）に集まる性質があるので、とくに成長期の子どもの被曝が問題になる。ヨウ素 131 の甲状腺への沈着を防ぐ方法として**ヨウ素剤**（ヨウ化ナトリウムやヨウ化カリウムの製剤）の服用で甲状腺を前もってヨウ素で飽和しておくことがなされる。しかしヨウ素剤の効果は投与する時期に大きく依存し、被曝直前にヨウ素を摂取した時が最大で、時間の経過とともに薄れていく。

　今回の事故で長期にわたる最大の問題の核種は**放射性セシウム（セシウム 137）**であり、大気中への放出量は 15,000 テラ Bq に達し、広島原爆の実に 168.5 個分に相当する膨大な量である。アルカリ金属のセシウム（融点 28.4℃；沸点 678.4℃）は高温で気体になり、水に溶けやすく、水蒸気に含まれる。今回

の事故では水素爆発による拡散、その後の長期間にわたる水蒸気放出による拡散、さらには冷却用の放射線汚染水の海洋への漏出などが汚染範囲を拡大する結果になった。

セシウム137の半減期は約30年と長く、その間β線とγ線を出し続け、最終的には安定なバリウム137になる。水溶性のセシウム137は血液とともに全身を巡り、筋肉、肺、腎臓、肝臓、骨などに吸収されるので、それらの臓器は長期間にわたり照射されることになる。しかし、生体内でのセシウム137の一部は尿、糞便、汗などとして排出されるので、生物学的半減期は約100日といわれている。

今回の事故でのさらに厄介な放射性汚染物質として**ストロンチウム90とプルトニウム239**がある。当初は、ストロンチウム（融点769℃；沸点1,380℃）とプルトニウム（融点639.5℃；沸点3,235℃）は揮発性のない重い元素であるので水素爆発レベルでは放出されないと考えられていた。しかし実際には、ストロンチウム90は140テラBq放出され、これは広島原爆の2.4個分に相当する。さらに、原子炉内で生成するので原爆には含まれないプルトニウム239は、3.2ギガBqとかなりの量が放出されている。

ストロンチウム90の半減期は28.8年と非常に長く、その間、β線とγ線を出しながらイットリウム90を経て、安定なジルコニウム90になる。アルカリ土類金属のストロンチウムは、先にみたように、カルシウムと同様に体内では骨に沈着する。生物学的半減期は50年ともいわれ、長期間にわたり骨髄がβ線とγ線を受け続けることになり、白血病や骨髄がんのリスクが高くなる。

ストロンチウム90を大量に摂取した場合には、**国際原子力機関（IAEA：International Atomic Energy Agency）**はアルギン酸ナトリウムの投与を勧告している。それはワカメやヒジキなどの海藻類の食物繊維（後述）の一つであるアルギン酸には、ストロンチウム90を保持し、骨へ吸収を阻害する作用があることによる。海藻類を常食している私たちにとっては多少なりとも安心材料の一つといえる。

プルトニウム239は、超ウラン元素の一つで半減期は2.41万年と最も長く、α線とγ線を放出しながら崩壊し、質量数を4減らしたウラン235に変わる。体内に取り込まれると骨、肺、肝臓などに沈着し、骨での半減期は50年、肝臓では20年といわれているので、長きにわたり被曝を受け続けることになる。しかし実際には、プルトニウム239を食物から摂取しても消化管から吸収されること

なく排泄されるので、それらの臓器にがんを発生したことを示す科学的データはまだない。

章末問題

3.1 外部被曝と内部被曝に影響を及ぼすそれぞれの放射線を述べよ。

3.2 汚染された地域での外部被曝線量と内部被曝線量を求める方法を述べよ。

3.3 内部被曝の実状を知る手段として使われるホールボディカウンターについて述べよ。

3.4 自然から浴びる放射線にはどのようなものがあるか。

3.5 医療被曝と自然被曝の健康への影響を比較せよ。

3.6 医療に使われるX線について説明せよ。

3.7 CTスキャン（コンピューター断層撮影）とはどのような装置か。

3.8 わが国の医療被曝量は世界的に見て突出して高い。その理由を述べよ。

3.9 患者の放射線治療や診断に携わる医療従事者の被曝について述べよ。

3.10 チェルノブイリ原発事故による被曝について述べるよ。

3.11 広島・長崎の原爆による被爆について述べよ。

3.12 福島第一原発事故で大気中に放出された放射性物質で、とくに、被曝に注意すべき核種を広島原爆での放出量と比較しながら述べよ。

4章 放射線の人体への影響

　放射線のからだへの影響として、原子爆弾の被爆のように大量の放射線を短期間に浴びることで細胞が破壊し死に至るような重症の場合と、原発事故での被曝のように低線量の放射線を長期間浴びることでがんなどの健康被害が生じる場合がある。

　放射線の作用には、放射性物質から飛び出した電子や粒子、あるいは電磁波がDNAの鎖を切断する直接作用と、DNAの周りに存在する水や酸素分子と反応して活性酸素を生じ、それらがDNAと反応する間接作用がある。このうちで、低線量被曝による放射線のDNAへの反応の約70%は間接作用によるといわれているので、その主な原因である活性酸素を中心に述べる。

放射線被曝により誘発された染色体異常。実験的に放射線照射したヒト末梢血リンパ球の細胞分裂中期（メタフェーズ）の像（ギムザ染色法）。染色体が切断され、誤って修復された結果、二動原体染色体や環状染色体が生じた（(独)放射線医学総合研究所生物線量評価研究チーム　数藤由美子博士のご厚意による。メンデル、28: 2-4 (2014)。http://square.umin.ac.jp/~mendel/tusin_pdf/Mendel%20No28_2014.pdf の 4〜5 ページ参照）。

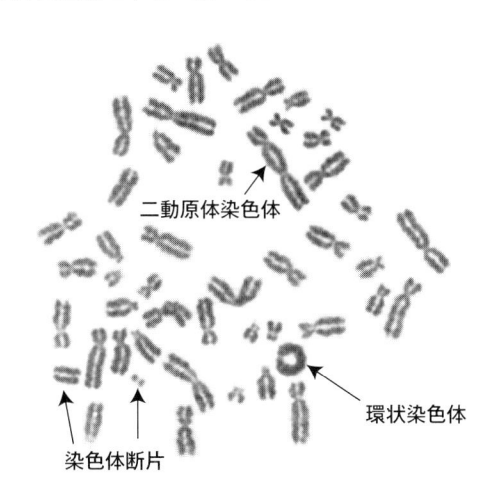

二動原体染色体
環状染色体
染色体断片

学習目標

1. 体内での活性酸素の生成過程を説明する。
2. 活性酸素の生体内での働きを説明する。
3. 普段の生活で多量の活性酸素を発生させる出来事を説明する。
4. 活性酸素の細胞膜、核酸、ミトコンドリアへの作用を説明する。
5. 抗酸化作用物質（スカベンジャー）について説明する。

4 放射線の人体への影響

4.1 活性酸素とは

　私たちのからだの細胞一つ一つは血液から酸素と栄養分を受け取り、その酸素で栄養分を燃やしてさまざまな活動に必要なエネルギーを得ている。このために、毎日約500リットル以上の酸素を呼吸によって体内に取り込み、その酸素の95%はエネルギーを得るために使われるが、残りの5%は「**活性酸素**」といわれる物質に変換される。

　酸素がさまざまな活性酸素に変換される仕組みを図4-1に示した。通常の原子や分子はそれらの最外殻軌道（前述）の電子が2個ずつ対になって存在している状態が安定であるが、放射線や、光、熱などのエネルギーが加えられると、それらの電子が励起され、その結果、電子が移動したり、電子対が解裂したりするこ

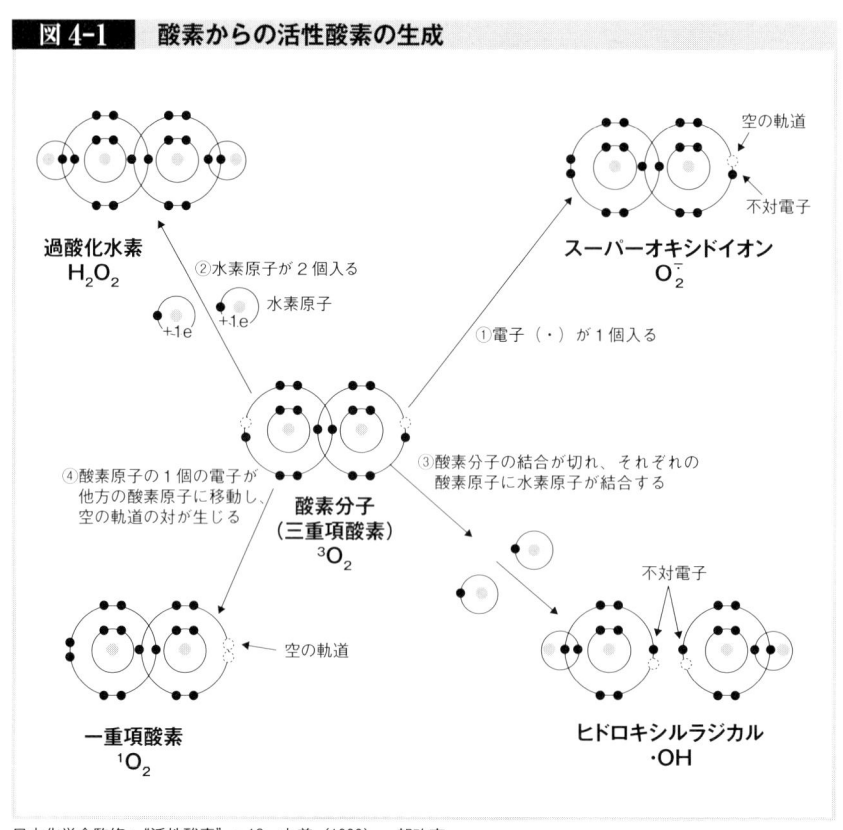

図4-1　酸素からの活性酸素の生成

過酸化水素 H_2O_2
②水素原子が2個入る
水素原子
+1e　+1e

スーパーオキシドイオン O_2^-
空の軌道
不対電子
①電子（・）が1個入る

④酸素原子の1個の電子が他方の酸素原子に移動し、空の軌道の対が生じる

酸素分子（三重項酸素） $^3O_2$

③酸素分子の結合が切れ、それぞれの酸素原子に水素原子が結合する

一重項酸素 $^1O_2$
空の軌道

ヒドロキシルラジカル ・OH
不対電子

日本化学会監修："活性酸素" p.12、丸善（1999）一部改変。

とによって1個の電子（**不対電子**）の状態になる。このような原子や分子を**フリーラジカル（ラジカル）**といい、非常に不安定な状態にあるので、他のさまざまな物質から電子を奪い安定になろうとする。そのためにフリーラジカルは高い反応性をもっている。私たちが呼吸で取り入れている酸素分子は図 4-1 に示されている三重項酸素であり、それ自体が2個の不対電子をもったフリーラジカルであるので、さまざまな物質と反応して活性酸素を産生する。

　これらの活性酸素の生成を分子レベルでみると、酸素分子が1個の電子を取り込んでできる**スーパーオキシドイオン**（O_2^-）、酸素分子が2個の水素原子と結合してできる**過酸化水素**（H_2O_2）、酸素分子が切れて2個の酸素原子になり、それぞれに水素原子が結合した**ヒドロキシルラジカル**（・OH）、および酸素分子中の片方の電子1個が移動して他方の1個の電子と対を組み、空の軌道を生じる**一重項酸素**（$^1O_2$）の4種類である。これらの他に、車の排気ガスや工場の排煙など環境中に広く存在している**オゾン**（O_3）、**二酸化窒素**（NO_2）、**ペルオキシラジカル**（$LOO\cdot$）、**アルコキシラジカル**（$RO\cdot$）なども活性酸素に含まれることがある。

　しかし生体内での主な活性酸素の発生源はミトコンドリア（後述）である。ここでは、電子伝達系から漏れ出した電子が酸素分子（三重項酸素）を還元し、スーパーオキシドイオンを産生する。次にスーパーオキシドイオンはスーパオキシドジスムターゼ（後述）による一電子還元を受け過酸化水素に変わる。さらに、過酸化水素は細胞内の鉄などの遷移金属イオンの一電子還元を経てヒドロキシルラジカルに変わる。一方、三重項酸素は光反応によって励起し、2個の不対電子のスピンが逆向きの一重項酸素を生成する。これらの過程を下にまとめた。

$$^1O_2 \xleftarrow{h\nu} {}^3O_2 \xrightarrow{e^-} O_2^- \xrightarrow{e^-+2H^+} H_2O_2 \xrightarrow{e^-} \cdot OH$$

一重項酵素　　三重項酵素　スーパーオキシドイオン　過酸化水素　ヒドロキシルラジカル

　活性酸素の高い酸化力と反応性は組織や細胞にさまざまな損傷を与えるので、私たちが罹る全ての病気の約9割は活性酸素が原因になっているとさえいわれている。しかし一方で、活性酸素は健康を維持していくうえで、なくてはならない重要な物質でもある。それは、生活環境中に存在する無数の細菌やウイルスあるいは有害物質がからだに侵入してきたときには、**好中球**や**マクロファージ**の**免疫細胞**が自ら活性酸素を産生し、それらが細菌やウイルを殺傷したり、有害物質を

4 放射線の人体への影響

破壊したりすることによって健康が維持されているからである。

4.2 活性酸素の発生

表4-1に示すように、私たちの普段の生活で体内に余分な活性酸素を発生させる出来事は数多くある。ここでは、放射線被曝、紫外線照射、強いストレスによって発生する活性酸素について述べる。

4.2.1 放射線被曝による活性酸素

私たちのからだは約60兆個の細胞から成り、これらの細胞の中身の約70%は水でできている。私たちが浴びた放射線は、細胞核のDNA（後の核酸の項4.3.2で詳しく述べる）に直接傷つけるよりも、細胞内のDNAを取り囲んでいる水分子（H_2O）に作用し、強い反応性をもつ活性酸素の一つのヒドロキシルラジカル（·OH）を生成する。ここで大量の·OHは近くのDNAの塩基に傷をつける「**塩基損傷**」やDNAの二重らせん構造の鎖を切断する「**DNA鎖切断**」などさまざまなDNA損傷を生じる。

これらのうちで、DNAのnm（ナノメートル）単位の狭い領域で同時に複数個の損傷を受け、空間的に密集した状態のDNA損傷を**クラスターDNA損傷**（図4-2）という。放射線による損傷の中でのクラスター損傷の割合は、線質によって異なり、局所的に大きなエネルギーを付与するα線のような粒子線で最も高くなる。さらに塩基損傷の中では核酸塩基のグアニンとチミンの損傷を含むクラスター損傷が高い**変異誘発効果**を示すといわれている。

表4-1 普段の生活で活性酸素を多量に発生する出来事

- 激しい運動
- 肉体的にきつい仕事
- 大量の紫外線の被曝
- 強いストレス
- 病原菌の侵入
- タバコの喫煙
- 飲酒
- 車の排気ガス・工場の排煙の吸入
- 化学物質（食品添加物、洗剤、農薬、医薬品など）の摂取
- 放射線（X線、CTスキャンなど）の被曝

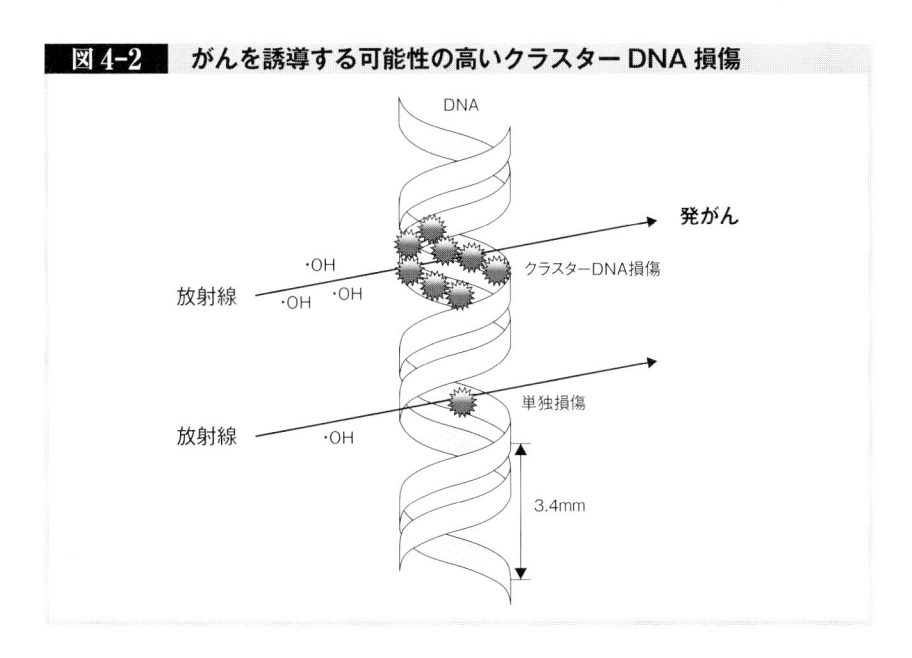

図4-2　がんを誘導する可能性の高いクラスターDNA損傷

　クラスターDNA損傷のような局所的に生じた複数の損傷はDNAの立体構造（後述）に変化を与え、2本鎖切断や1本鎖切断と塩基損傷が近接するため修復タンパク質の基質特異性が阻害されるので、それらの損傷を正確に修復することが難しくなり、変異を生じやすくなる。

　とくに、がんの発生に直接かかわっている、後で詳しく述べるが、がん抑制遺伝子やがん遺伝子が放射線によってクラスターDNA損傷を受けるとがんのリスクが高まると考えられる。

4.2.2　紫外線照射による活性酸素

　日頃、恩恵を受けている**太陽光線**には全ての波長の光線が含まれている。そのうちで、赤、橙、黄、緑、青、藍、紫の7色がよく知られている**可視光線**であり、この可視光線の紫よりさらに短い波長領域（100〜400 nm）の光線が**紫外線**である。

　紫外線は波長の違いによって、低波長の**UV-C**（100〜280 nm）、中波長の**UV-B**（280〜320 nm）、長波長の**UV-A**（320〜400 nm）に分けられる。これらのうちで最もエネルギーの強い有害なUV-Cのほとんどは地球上空数百キロメ

図 4-3　紫外線の DNA への作用

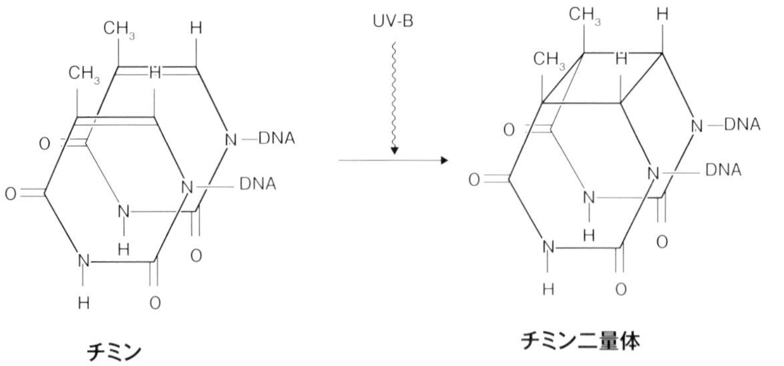

チミン　→（UV-B）→　チミン二量体

ートルにある**オゾン層**でカットされる。しかし、このオゾン層が工場などから排出される大量の**フロンガス**などによって急激に破壊されつつあり、これまでは南極でのみ観測されていた**オゾンホール**（オゾン層の穴）が北極でも観測されるようになってきている。それに伴い UV-C が地球上の広い範囲に到達し始め、世界各地で皮膚がんなどの健康障害に関するリスクが問題になりつつある。

　現在、皮膚がんの発生に関与している紫外線は、主に、UV-B と UV-A である。UV-A よりもエネルギーの強い UV-B は DNA の核酸塩基のチミンに作用し、チミン二量体（図 4-3）を生成する。その結果、DNA の二重らせん構造が変化し、正しい塩基対を維持できなくなるので突然変異が生じる。一方、エネルギーの弱い UV-A は一重項酸素を主とする活性酸素を産生し、それらが後で述べる多段階発がん過程で生じるそれぞれの腫瘍細胞に作用し、がん細胞に導くと考えられる。

4.2.3　強いストレスによる活性酸素

　ストレスとは心身に異常な負荷がかかった状態のことである。私たちが強いストレスを受けると、脳から副腎に指令が発せられ、副腎皮質ホルモンの一つのコルチゾール（図 4-4）が分泌され、血液に乗って全身の細胞に届けられ、身体の緊張や興奮状態をもたらす。ここで使われなかった余分の副腎皮質ホルモンは肝臓に戻り分解・処理される。これら一連の過程で多量の活性酸素が発生する。

　ここでのコルチゾールはコレステロールと、後で述べる活性酸素の作用を抑え

図 4-4 副腎皮質ホルモン：コルチゾール

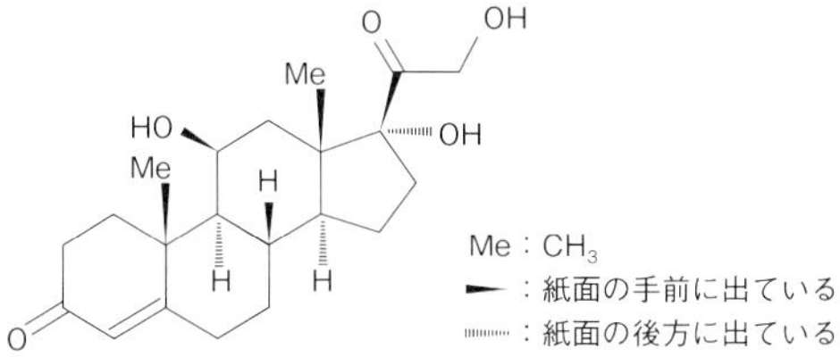

Me : CH_3
──▶ ：紙面の手前に出ている
┈┈▶ ：紙面の後方に出ている

る抗酸化物質（スカベンジャー）であるビタミンCからつくられるので、使われる分だけビタミンCは減少し、多量に発生する活性酸素は消去されないままで残っていく。

さらに、ストレスによって血管が収縮すると一時的に血液の流れが止まった状態（虚血状態）になり、血管壁の細胞に変化が生じる。そこに血液が再び流れ出すと血管壁の細胞は酸素を活性酸素に変えるように働き、ここでも活性酸素は産生される。

以上のように、私たちが強いストレス状態に置かれると体内の至る所で多量の活性酸素が産生され、それらは消去されないまま残るのでがんのリスクは高くなる。

4.3 活性酸素の損傷を受けやすい細胞小器官

私たちのからだは約200種の細胞からなり、それらの細胞は高度に組織化し、それぞれが独自の働きを果たしながら互いに協力し合い、生命活動を維持している。細胞を構成している物質の質量のおおよその割合は、水70%、タンパク質18%、脂質5%、炭水化物2%、核酸1.5%、残りの3.5%はミネラルその他である。これらの物質が互いに複雑に絡み合って、細胞内のさまざまな小器官を構成している（図 4-5）。これらのうちで、活性酸素の損傷を受け、がんとのかかわりの深い小器官として細胞膜、核酸、ミトコンドリアがあるのでこれらについて述べる。

4 放射線の人体への影響

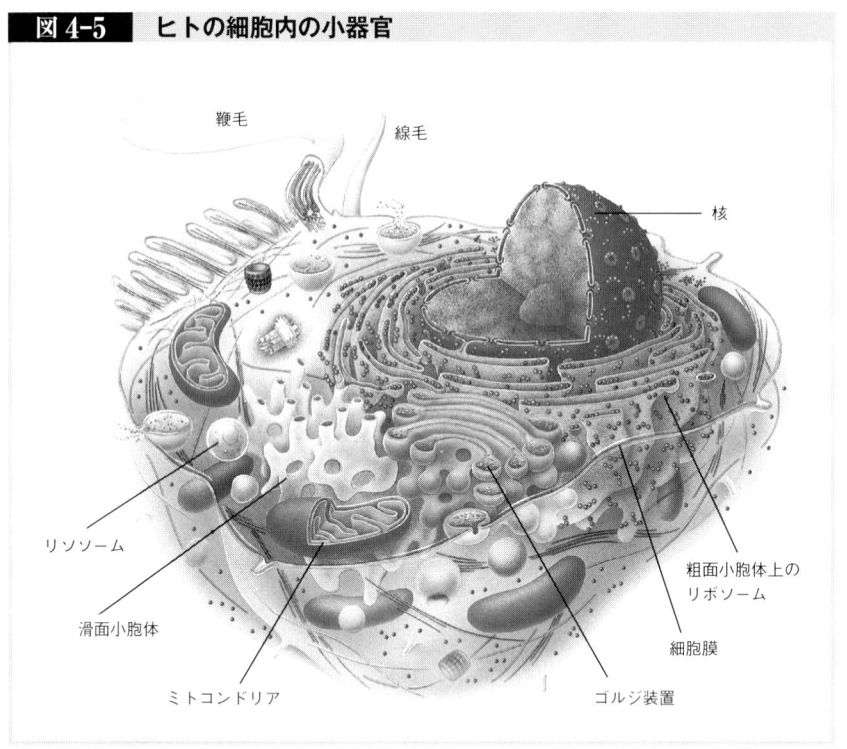

図 4-5　ヒトの細胞内の小器官

（図中ラベル：鞭毛、線毛、核、リソソーム、滑面小胞体、ミトコンドリア、粗面小胞体上のリボソーム、細胞膜、ゴルジ装置）

黒澤美枝子他訳："トートラ人体の構造と機能　第4版"、p.63、丸善出版（2012）。

4.3.1　細胞膜

　細胞膜の主な構成成分は水に対して親和性の低い**疎水性炭化水素領域**（尾部）とリン酸などの**親水性分子領域**（頭部）からなる**リン脂質**である。これらの分子は、疎水性領域ではファン・デル・ワールス力などの**分子間引力**で凝集し、親水性領域では**イオン結合**や**水素結合**で他の極性物質や水と接し、**リン脂質二分子膜**からなる細胞膜を形成する。細胞膜にはこれらの脂質以外にコレステロールやタンパク質も含まれている（図 4-6）。

　細胞膜は、厚さ7～10ナノメートル（nm）程度で、細胞の形を保護したり、移動を調節したり、細胞への水分や特定物質の取り込みや排出したり、とさまざまな機能を果たしている。さらに細胞膜の表面にあるタンパク質からなる受容体はホルモンや神経伝達物質と結合して、外部からの情報を細胞内へ伝える役割をもつ。

図 4-6　細胞膜の模式図

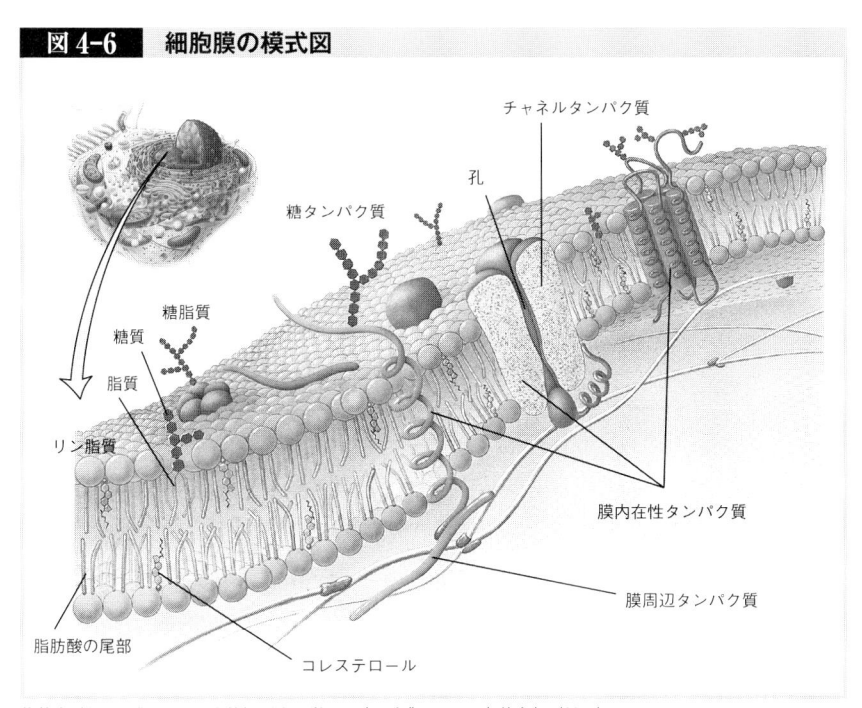

佐伯由香他訳："トートラ人体解剖生理学　原書9版"、p.52、丸善出版（2014）。

　これらの重要な役割をもつ細胞膜は活性酸素の標的になりやすい。とくに、中性脂肪やコレステロールなどの脂質に含まれる**多価不飽和脂肪酸の二重結合**が活性酸素の攻撃を受けると二重結合の2本の結合のうちの1本が切れて電子が1個の状態のラジカル（前述）になり、次々と別の二重結合を攻撃する連鎖反応を誘発し、大量の**過酸化脂質**を生成する。これらの過酸化脂質は、細胞膜の大切な働きを妨害するだけではなく、細胞内では活性酸素のスーパーオキシドイオンを産生し、がんや老化を誘導する。

4.3.2　核酸（DNA）

　放射線ががんを発生させる本質的な反応の対象が核酸であることは先に述べた。**核酸**には**デオキシリボ核酸（DNA）とリボ核酸（RNA）**の2種類があり、DNAは子孫に伝えていく遺伝情報を含み、RNAはその情報に基づいた指令に従ってタンパク質を合成する。

　核酸を構成している基本単位は窒素を含む**核酸塩基**（単に塩基ともいう）、五

図 4-7　ヌクレオチド（デオキシグアノシン 5'-リン酸）

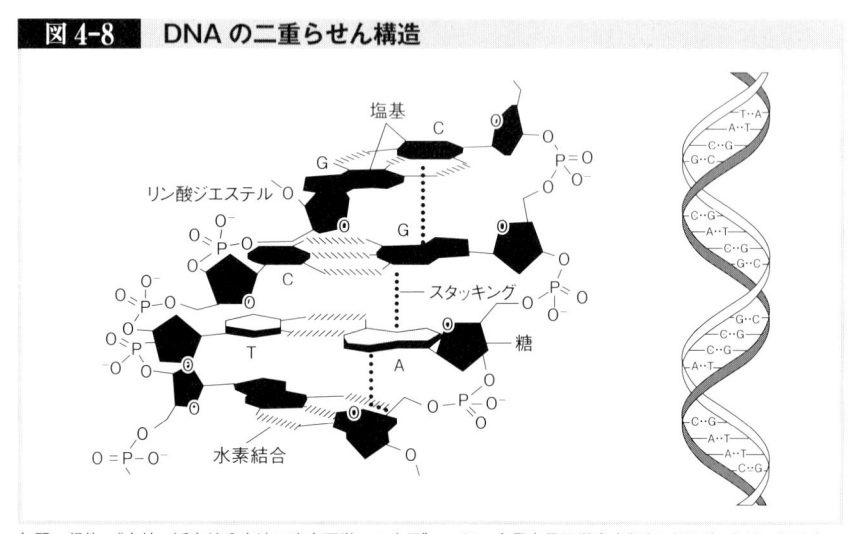

図 4-8　DNA の二重らせん構造

矢野一行他："赤外・近赤外分光法の臨床医学への応用"、p.27、真興交易医学書出版部（2008）より一部改変。

炭糖、そして**リン酸**からなる**ヌクレオチド**（図 4-7）である。核酸塩基には、ピリミジン系のシトシン（C）、チミン（T）、ウラシル（U）と、プリン系のアデニン（A）、グアニン（G）の２つのグループがある。核酸塩基に結合した五炭糖は、RNA ではリボース、DNA ではデオキシリボースで、これらの糖の5位の炭素（5'）にはリン酸が結合している。

このヌクレオチドのリン酸が他のヌクレオチドの五炭糖の３位の水酸基（3'）と結合し、この結合を繰り返すことで DNA の２本の鎖を形成する。これらの鎖は互いに逆方向をとり、GとC、AとTの塩基対が水素結合によって結び付けられ、同一軸の周りをコイル状に巻き合って**二重らせん構造**を形成している（図 4-8：右）。

二重らせん構造は親水性の糖と負に荷電しているリン酸基を外側に、疎水性の塩基を内側に配置することで安定性が保たれ、さらに、内側の塩基は互いが重なり合うことで（**スタッキング**）、塩基間に分散力（分子同士の間に働く弱い力）を生じ、その安定性をさらに強硬なものにしている（図4-8：左）。この状態で活性酸素の攻撃を受けても、遺伝情報の本体である核酸塩基は周りの糖やリン酸の親水基で保護されているので大きな損傷を生じることはないが、細胞分裂に先立って行われるDNAの複製のときは別である。

　細胞分裂はM期→G_1期→S期→G_2期からなる**細胞周期**に従って進む。M期（分裂期）では母細胞の染色体が2つの娘細胞にわかれる有糸分裂と細胞質が割れて2つの個別の細胞になる細胞質分裂が起こる。次のG_1期（DNA合成準備期）ではこれらの細胞が増殖に向かうかどうかの決定がなされ、S期（DNA合成期）に進んだ細胞でDNAの複製が行われる。さらにG_2期（分裂準備期）に進むと複製されたDNAの状態がチェックされ、正常ならば1回の細胞分裂が終了する（図4-9）。

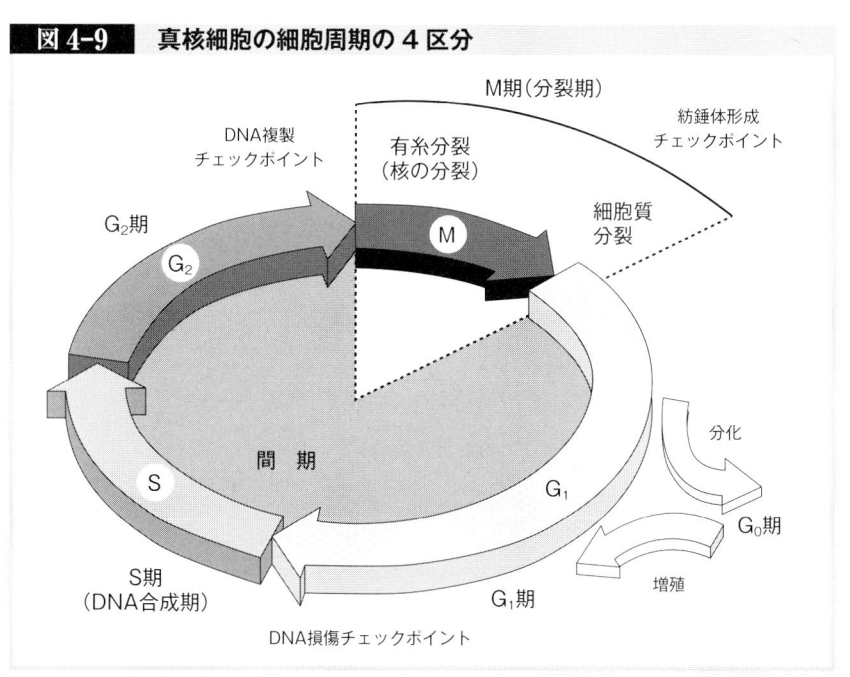

図4-9　真核細胞の細胞周期の4区分

東京大学生命科学教科書編集委員会："理系総合のための生命科学第3版"、p.163、羊土社（2013）を描き改める。

図 4-10　放射線によって誘発される活性酸素の DNA への反応

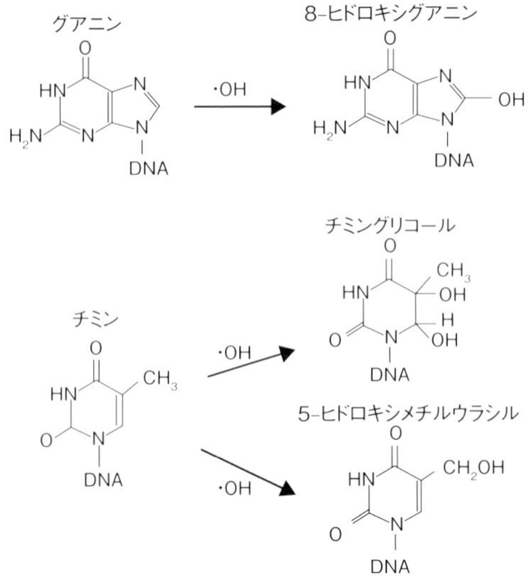

この細胞周期の過程で最も放射線に弱い DNA の状態は S 期の直前といわれ、この時期に放射線を浴びると、先に述べたヒドロキシルラジカルがすぐ近くにある二重らせん構造が解けた裸の状態の核酸塩基（**グアニンやチミン**）と反応し、8-ヒドロキシグアニン、チミングリコール、5-ヒドロキシメチルウラシルなど（**図 4-10**）を生じる。これらが DNA 鎖を切断したり、塩基配列にミスを生じたりすることでクラスター DNA 損傷（前述）を誘導し、突然変異やがんを発生する。ちなみに DNA の活性酸素による損傷の程度は尿や血清中に存在している 8-ヒドロキシデオキシグアノシンの量を測定することで判断できる。

4.3.3　ミトコンドリア

ミトコンドリアは私たちの全ての細胞に存在し、1 つの細胞におおよそ 100〜3,000 個含まれ、その数はエネルギー代謝に関わる細胞ほど多くなる。ミトコンドリアは内外二重の膜に包まれた呼吸を主な機能とする小器官（**図 4-11**）でエネルギー源の**アデノシン三リン酸（ATP）**を産生している。

ミトコンドリアには、先にみた細胞核の DNA とは別に、進化の過程で細胞の中に潜り込んだミトコンドリアの祖先がもっていた DNA の痕跡が、**ミトコンド**

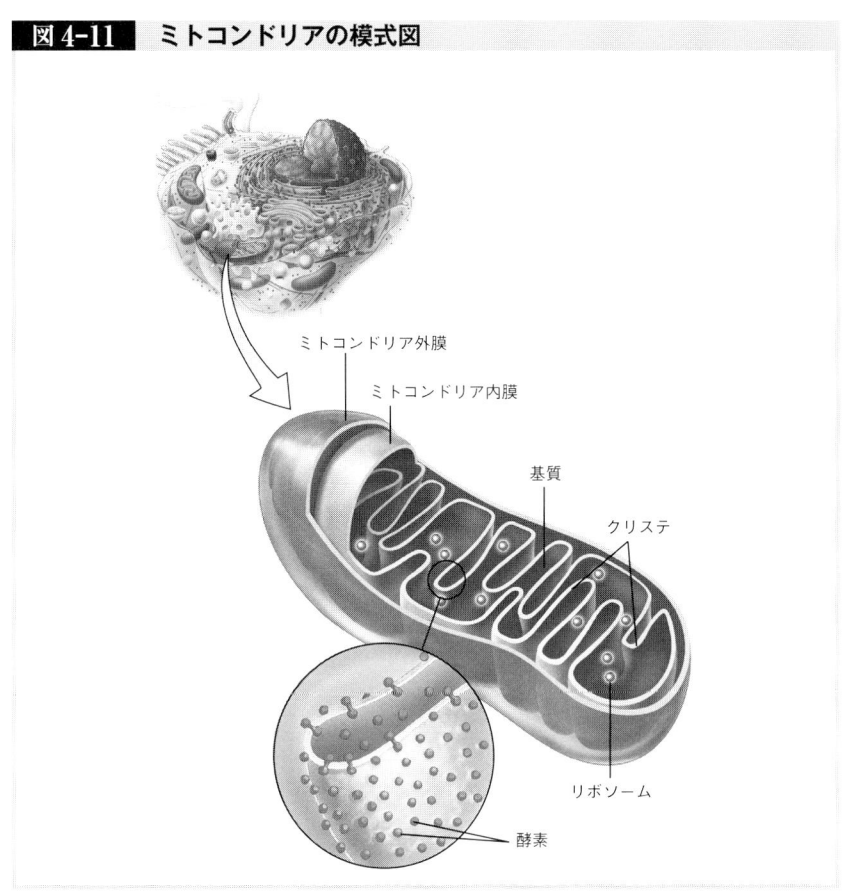

図4-11　ミトコンドリアの模式図

佐伯由香他訳："トートラ人体解剖生理学　原書9版"、p.64、丸善出版 (2014)。

リア DNA（mtDNA）として残っている。mtDNA には核の DNA のような膜がないので、活性酸素の攻撃を受けやすく、しかも攻撃で受けた損傷を修復する機構もなく、突然変異を非常に生じやすくなっている。mtDNA の突然変異によって正常な機能が失われると、ATP の合成能力は下がり、呼吸で酸素を取り込む能力も低下する。その結果、細胞はグルコースから酸素を使わずに ATP を産生する解糖系を活性化し、低酸素状態に適応できる能力（**悪性化**）を獲得し、ついにはがん細胞に変化する。

さらに、ミトコンドリアには、次に述べるマンガン依存性のスーパーオキシドジスムターゼ（MnSOD）があり、活性酸素の増加を防いでいる。しかし

mtDNAの突然変異によってこのスカベンジャーの働きが抑えられると活性酸素は増加し、それが引き金になり核のDNAにコードされているいくつかの遺伝子の発現量が増え、最終的にがん細胞の転移能が上昇すると考えられる。このように、ミトコンドリアは活性酸素によるがんの発生過程でさまざまな形でかかわっている。

4.4 活性酸素のスカベンジャー（抗酸化物質）

　私たちは酸素呼吸をしている限り活性酸素の脅威から逃れることができないことは、先に述べた。表4-1でみたように、普段の生活でもさまざまな内外の刺激によって発生する大量の活性酸素に、常時、曝されている。これらの活性酸素の攻撃から私たちの身を守る働きをする物質を**スカベンジャー（抗酸化物質）**といい、体内で産生されるものと、体外から摂りいれるものの2種類がある。

　体内でつくられるスカベンジャーには**スーパーオキシドジスムターゼ（SOD）、カタラーゼ、グルタチオンペルオキシダーゼ（GPX）**などがあり、SODはスーパーオキシドイオン（O_2^-）を水と過酸化水素に、カタラーゼは過酸化水素（H_2O_2）を水と酸素に、GPXは過酸化水素や過酸化脂質（LOOH）を水やアルコールに、と害の少ない物質に変換し対処している。しかしこれらのスカベンジャーの産生能力は20代をピークに加齢とともに低下するので、不足分を外から摂りいれて補う必要がある。

　外からのスカベンジャーは、陸生植物が長い進化の過程で活性酸素の**酸化ストレス**に順応するために産生してきたアスコルビン酸、ポリフェノール類、フラボノイド類、トコフェロール類、多くの抗酸化色素などである。これらの成分は自らが活性酸素と反応することで、私たちのからだを損傷から守ってくれるので、健康を維持していくためにはバランスのとれた食事を心がけることである（表4-2）。先にも述べたが、組織を破壊する毒性の強いヒドロキシルラジカルは、放射線の作用だけで生じるのではなく、遷移金属（表1-1）イオンの存在で過酸化水素からも産生されるので、それらのスカベンジャーであるβ-カロテン、ビタミンE、フラボノイド、グルタチオンなどを含む食品を十分に摂ることが、放射線被曝に負けないからだをつくるためには非常に大切である。このことは、ウクライナ政府報告書が述べているように、新鮮で良質な食物が不足した汚染地帯で

表4-2　スカベンジャーを含む代表的な食品

1. 植物

緑黄色野菜・果物	カボチャ・キュウリ・レモン・リンゴ・プルーン（ビタミンC、E、β-カロテン、ペクチン、カテキン）
アブラナ科野菜	キャベツ・カリフラワー・白菜・ブロッコリー（イソチオシアネート、グルタチオン）
ユリ科野菜	ニンニク・タマネギ・ニラ（アリシン、ビタミンC）
キノコ類	椎茸・松茸・エノキ茸（β-グルカン）
油糧種子	ゴマ種子（セサミノール）、菜種（ビタミンE）
木の実類	くるみ（ポリフェノール、ω-3多価不飽和脂肪酸）、アーモンド（ビタミンB、E）、ジャイアント・コーン（セレン）
豆類	大豆（イソフラボン）、インゲン豆（アントシアニン）、ピーナツ薄皮（レスベラトロール）
穀物	蕎麦（ルチン、クェルセチン）、玄米・雑穀・トウモロコシ（セレン）
嗜好品	緑茶・紅茶（カテキン、タンニン）、コーヒー（クロロゲン酸）、ココア（フラボノイド）
香辛料	唐辛子（カプサイシン）、ウコン（クルクミン）
海藻	昆布・わかめ（フコイダン、アルギン酸、硫酸ガラクタン）

2. 発酵生産物

大豆	納豆・味噌・醤油（イソフラボン、ゲースティン）
醸造酒	赤ワイン（アントシアニン、レスベラトロール）

3. 動物

魚介類	鮭・イクラ・えび・かに（アスタキサチン）

育った子どもの健康を蝕む原因の一つであったことからもうかがえる。

章末問題

4.1 生体内で酸素から生じる4種類の活性酸素を示し、これらのうちでラジカルに属さないものはどれか。

4.2 活性酸素は、全ての病気の原因の約9割を占めるといわれているが、一方では、健康を維持していくうえで必要不可欠な物質でもある。活性酸素の有益な面での働きを述べよ。

4.3 普段の生活で知らず知らずのうちに活性酸素を多量に発生させている出来事は沢山ある。それらのいくつかの例を挙げよ。

4 放射線の人体への影響

4.4 紫外線は波長の違いによって UV-A、UV-B、UV-C の 3 領域に分けられる。それらのうちで UV-A と UV-B の人体に及ぼす作用を述べよ。

4.5 最近、オゾンホールの拡大が問題になってきているが、オゾンホールを生じる原因とそれによって引き起こされる健康障害について述べよ。

4.6 強いストレス状態に置かれると体内にはさまざまな過程を経て多量の活性酸素が産生される。ここでの活性酸素の生成過程を説明せよ。

4.7 細胞膜で活性酸素の標的になりやすい場所を示し、その攻撃によって生じる生成物と健康被害との関連を説明せよ。

4.8 放射線によって発生する活性酸素と DNA の主な反応生成物を記せ。

4.9 私たちが実際に活性酸素の損傷をどの程度受けているかを知るにはどうすればよいか。

4.10 細胞周期の内で最も放射線の影響を受けやすい時期を示し、その理由を述べよ。

4.11 ミトコンドリア DNA が活性酸素の攻撃を受けやすい理由を説明せよ。

4.12 低線量被曝に対するスカベンジャーの重要性について述べよ。

5章　がん

　福島第一原発事故のような放射線の低線量被曝による最大の健康障害ががんのリスクの上昇であることはすでに何度か述べた。しかし、がんは放射線被曝による特有の病気でなく、今日、国民病の一つとまでいわれ、2人に1人はがんに罹り、3人に1人はがんで亡くなる、ごく普通の病気である。

　わが国のがん死亡率（30.4％）は、アメリカ合衆国（22.8％）、イギリス（27.0％）、イタリア（27.0％）、ドイツ（25.7％）、フランス（28.2％）などの欧米諸国に比べるとかなり高い（WHO 2006）。その理由の一つに、わが国の食生活、公衆衛生、医療環境などの改善によって他の病気で亡くなることが少なくなり、相対的にがんの死亡率が上昇したものと考えられる。

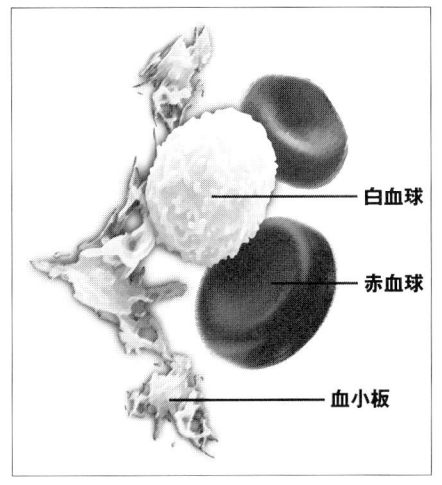

血液の走査型電子顕微鏡写真（2,500×）。普段の状態では血液は赤い。白血病では赤みが減る（貧血）、青あざができる、血が止まらない（血小板減少）。

学習目標

❶　がん発生メカニズムである「多段階発がん」を説明する。
❷　がんとの関わりからメイラード反応（糖化反応）を説明する。
❸　低線量放射線被曝によるがんのリスクに関して提唱されている3つの仮説を説明する。
❹　放射線被曝によって発生する可能性のあるがんについて説明する。
❺　がんを予防するための食習慣について説明する。
❻　がんの最大の危険因子である喫煙を説明する。
❼　有酸素運動のがん抑制効果を説明する。
❽　除菌・ワクチン接種などで予防可能ながんのリスクである感染性因子を説明する。

アメリカでのがんの主なリスク要因は、食生活30％、喫煙30％、運動不足5％、ウイルス・細菌感染5％、がんの家族歴5％、職業要因5％などである（図5-1）。わが国でも大差はないので、今日のがんの大半は食習慣の改善、禁煙、運動不足の解消、感染症の防御を励行することで、予防が可能になると考えられる。

これらのことからして、放射線被曝によるがんのリスクは日頃の生活習慣を改めることで十分回避できると考えられる。現在のがん死亡率に、福島第一原発事故が将来、どのような影響を及ぼすかを注意深くみていきたい。

5.1　がんの発生メカニズム：多段階発がん

がんとはがん細胞が集まってできている**悪性腫瘍**のことである。がん細胞は正常細胞と異なり、高い増殖力、細胞の不死化、周辺組織への浸潤・転移の3つの大きな特徴をもっている。ここで、放射線や発がん物質が正常細胞をこのような特徴をもつがん細胞に変えていく過程をみていく。今日、がんは、**図5-2**に示したように、**イニシエーション**（起始）、**プロモーション**（促進）、**プログレッション**（進展）、そして**悪性転換**の4つの連続した段階を経て生じるものと考えられている（**多段階発がん**）。

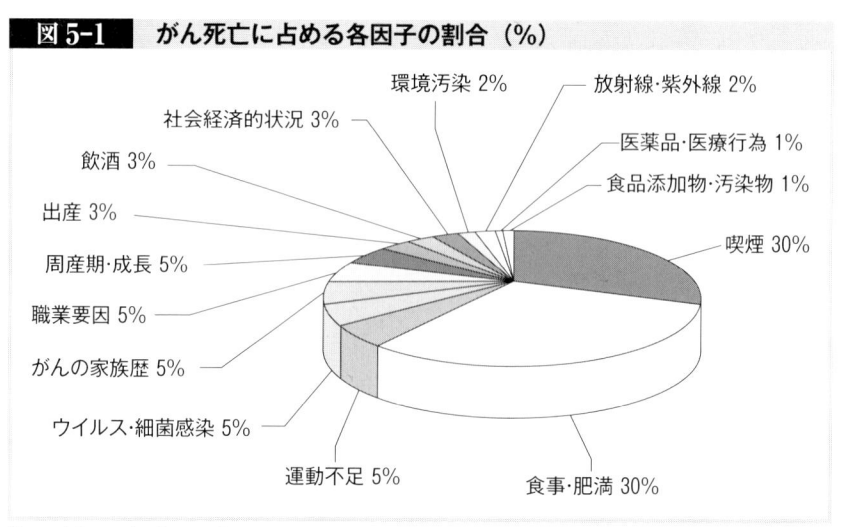

図5-1　がん死亡に占める各因子の割合（％）

- 環境汚染 2%
- 放射線・紫外線 2%
- 社会経済的状況 3%
- 医薬品・医療行為 1%
- 飲酒 3%
- 食品添加物・汚染物 1%
- 出産 3%
- 喫煙 30%
- 周産期・成長 5%
- 職業要因 5%
- がんの家族歴 5%
- ウイルス・細菌感染 5%
- 運動不足 5%
- 食事・肥満 30%

Harvard Center for Cancer Prevention: Harvard Report on Cancer Prevention, Volume 1: Causes of Human Cancer. *Cancer Causes Control* 1996; 7: S3-S59.

5.1 がんの発生メカニズム：多段階発がん

図 5-2　がんの発生機序：多段階発がん

```
イニシエーション      プロモーション      プログレッション     悪性転換
 （起始）              （促進）            （進展）

正常細胞 → 潜在性腫瘍細胞 → 過形成腫瘍細胞 → 異形成腫瘍細胞 → がん細胞

         イニシエーター      プロモーター        発がん物質
           放射線            活性酸素
           紫外線            脂肪
           活性酸素          タバコ
           化学物質          アルコール
           タバコ            ホルモン
           その他            その他
```

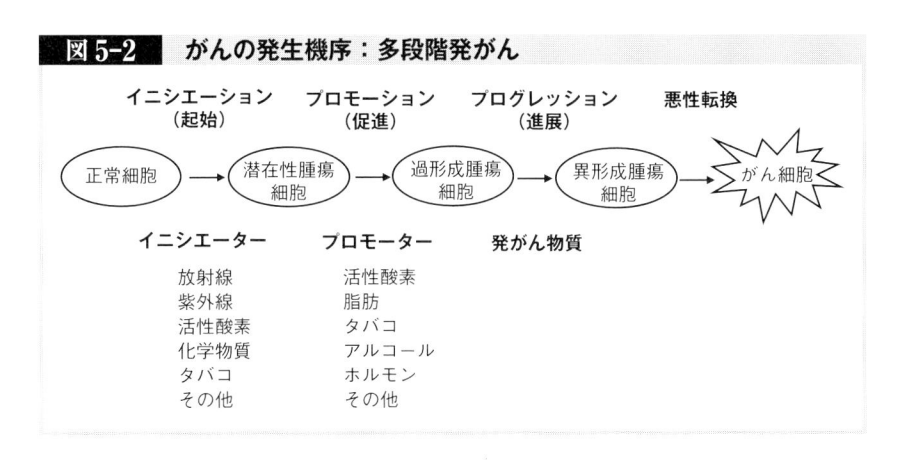

　第一段階のイニシエーションでは、私たちの周りに存在する無数の**イニシエーター（起始剤）**が遺伝情報をもつ DNA に作用し、さまざまな損傷を与えるが、普段はその部分に修復酵素が働き、すぐに修復されるので問題にはならない。しかし先に述べたように、細胞が分裂期に入り、DNA 鎖が 1 本の分子鎖に分かれている状態のときに、イニシエーターが作用すると DNA に多くの損傷が生じ、それらが修復される前に DNA の複製が起こる。そうなると誤った情報が遺伝子の中に固定化され、正常細胞とは異なった遺伝情報をもつ**潜在性腫瘍細胞**に変わる。しかしまだそれらの細胞自身の性質に大きな変化はみられない。

　次の段階がプロモーションで、この段階で作用する物質を**プロモーター（促進剤）**という。プロモーターには脂質、ホルモン、アルコール、食塩を初めとして身近なさまざまな物質が含まれている。プロモーターの働きは、潜在性腫瘍細胞の遺伝子に直接作用するのではなく、それらの細胞膜などに作用して細胞の増殖を促し、**過形成腫瘍細胞**に導くことにある。ここでの腫瘍細胞も、まだがん細胞のように悪性化は進んでいないので、プロモーターの作用がなくなると元の細胞に戻る性質を残している。

　次のプログレッション段階では、過形成腫瘍細胞が再びイニシエーターのような DNA に働きかける物質に曝されることで、その細胞中の**ゲノム（遺伝子の完全なセット）**の安定性が失われる。その結果、それまでの細胞のもっていた可逆性の性質が失われ、元の性質を取り戻すことのできない**異形成腫瘍細胞**に変わる。

　最終段階の悪性転換では、異形成腫瘍細胞に時間をかけて、先に述べたミトコ

ンドリア DNA の突然変異などの作用が加わり、がん細胞の特徴を示す悪性化が進み、ついには悪性腫瘍細胞、すなわち、がん細胞に変化する。

これら一連の段階でがん発生に関わる遺伝子には、細胞の増殖をコントロールする役割をもつ**がん遺伝子**（*PDGFB*、*MYC* など）と、細胞増殖を停止させたり、傷ついた DNA を修復したり、異常な細胞を**アポトーシス（自殺）**に導いたりする役割をもつ**がん抑制遺伝子**（*p53*、*Rb* など）がある。これらの遺伝子に放射線や発がん物質、さらにはプロモーターがさまざまな形で作用し、がん遺伝子を活性化し、逆に、がん抑制遺伝子を不活性化することで細胞はがん化していくものと考えられる。

このように大変複雑な過程を経て、正常細胞はがん細胞に移行するので、がんとして識別されるまでには 20 年以上の歳月を要するといわれている。ウクライナ政府報告書はチェルノブイリ原発事故以降 25 年経過した時点でのがんの増加を指摘しているように、福島第一原発事故による健康被害についても長期間の観察が不可欠である。

5.2　がんの発生に関与するメイラード反応（糖化反応）

多段階発がんの多くの過程で何らかのかかわりをもつ反応として、**メイラード反応（糖化反応）**が注目されている。この反応は食品の加熱処理や貯蔵の過程で普通にみられ、もともとは食品化学の分野で広く研究されてきた。しかし最近さまざまな病気の患者の体内にメイラード反応生成物が顕著にみられることが判明し、この反応が生活習慣病を引き起こす原因の一つであるとみなされるようになってきた。

今日、健康診断などで用いられる血糖値の国際標準化指標になっている **HbA1c（ヘモグロビン・エイワンシー）**は血液中のグルコースがヘモグロビンの β 鎖の N 末端アミノ酸のバリン残基とのメイラード反応生成物（**アマドリ化合物**）であり、過去 1、2 カ月の平均血糖値の動きを表している。

このように、生体内で起こるメイラード反応は、糖の**アルデヒド基**（-CHO）とタンパク質の**アミノ基**（-NH$_2$）が結合して**シッフ塩基**を形成し、続いての転位を経てアマドリ化合物になり、さらに脱水、酸化、縮合などの反応を経て糖化最終生成物に至る一連の反応である（図 5-3）。ここでの生成物は細胞や組織に

図5-3　がんの発生に関わるメイラード反応

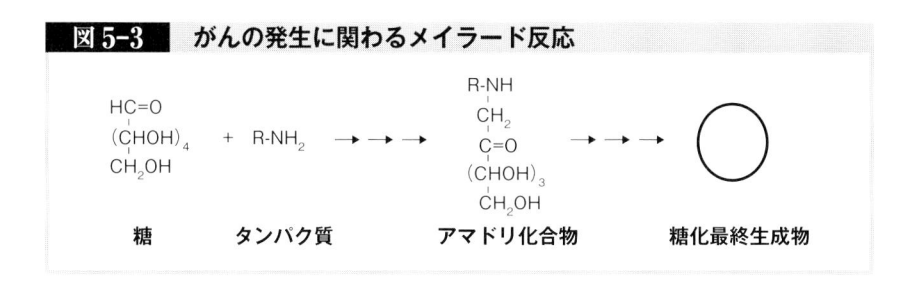

$$\begin{array}{c} HC=O \\ (CHOH)_4 \\ CH_2OH \end{array} + R-NH_2 \rightarrow \rightarrow \rightarrow \begin{array}{c} R-NH \\ CH_2 \\ C=O \\ (CHOH)_3 \\ CH_2OH \end{array} \rightarrow \rightarrow \rightarrow \bigcirc$$

　　糖　　　　タンパク質　　　　アマドリ化合物　　　　糖化最終生成物

とっては不要なものであるが、非常に安定であるので取り除かれることもなく蓄積していく。その結果、これらの蓄積物は細胞や組織の正常な働きを妨害し、さまざまな疾病を生じる原因になると考えられている。

　私たちの体内で起こっているメイラード反応の例をいくつかあげる。からだの組織や器官の間隙を埋める主な結合組織として、骨、皮膚、腱、血管壁などの組織の構築にかかわる特殊な三重らせん構造をした**コラーゲン**がある。コラーゲンはそれらの組織の弾力性や柔軟性を保つ重要な役割を担っているが、代謝回転が遅いので一度つくられるとその後はほとんど新しいコラーゲンと入れ替わることはなく組織に留まる。

図5-4　コラーゲンの分子間架橋

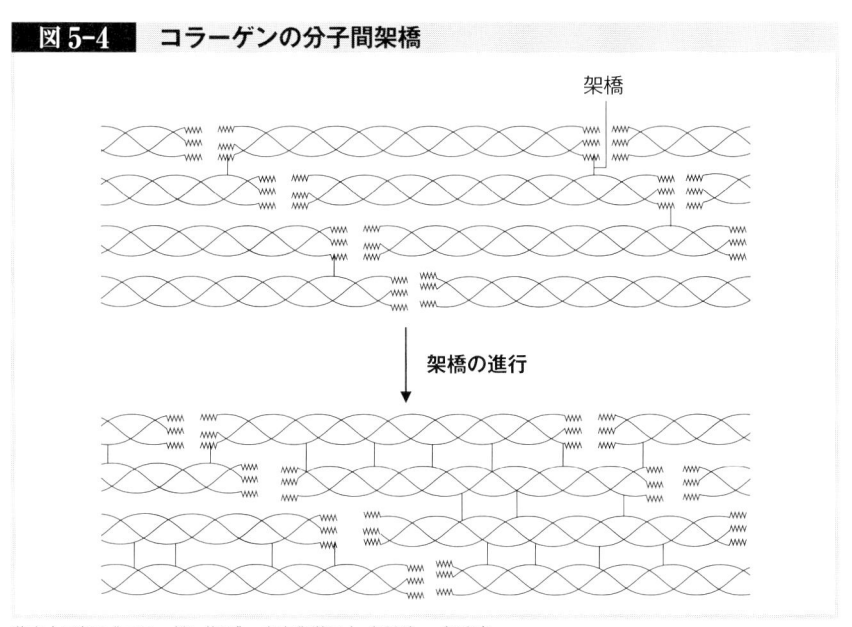

藤本大三郎："コラーゲン物語"、東京化学同人（1999）一部改変。

このコラーゲンがメイラード反応を受けると、三重らせん構造の分子間に架橋が生じ（図5-4）、それらは取り除かれることなくいつまでも残るので、組織の弾力性や柔軟性は失われていく。その結果、皮膚にはしわやたるみが生じ、骨はもろくなり、動脈は硬化し、とさまざまな生活習慣病の原因が生じる。

さらに、私たちの体内でのほとんど全ての反応はタンパク質からできている酵素の触媒作用によってスムーズに進行し、生命活動は維持されている。しかし、これらの酵素がメイラード反応を受け活性が失われると、関連する反応は進まなくなり、さまざまな健康障害が生じてくる。例えば、先に述べたSODやカタラーゼなどの生体内で産生されるスカベンジャーがメイラード反応により活性が失われると、大量に発生する活性酸素に対処できなくなり、がんのリスクは高くなる。メイラード反応ががん発生に深くかかわっている事実は血液中のブドウ糖の濃度の異常に高い糖尿病の患者はそうでない人に比べてがんのリスクが1.4倍高いことからもうかがえる。

5.3 高線量放射線（原爆など）被曝によるがん

原爆投下から数カ月以内に、広島で約11.4万人、長崎で約7万人の人が亡くなり、被爆で生き残った人のがんの発症が詳細に調べられているので、それらをまとめておく。

血液のがんである白血病は被爆後2年頃から増え始め、子どもでは同年齢の発症率の数倍にまで達したが、6～8年後から減り始め、20年後には平均レベルまで下がった。

固形がんとしては、被爆後10年頃から、乳がん、消化器がん（食道がん、胃がん、大腸がん）、肺がん、肝臓がん、膀胱がん、卵巣がんなどが増え始めた。これらのがんによる死亡率は1 Sv（1,000 mSv）の被曝で非被曝者の死亡率の1.5倍にまで上昇した。また被曝者のうちでは細胞分裂の盛んな年齢の低い子どもほどがんに罹る割合は高かった。

図5-5は、原爆で臓器線量が1 Sv（1,000 mSv）の高い放射線を浴びたときのがん死亡率が被曝していないときに比べて何倍高いかを示す相対リスクとその90%信頼区間（バーで表示）を表わしたものである。ただし、甲状腺がんと皮膚がんについては死亡者数が少ないので罹患率である。最上部の血液のがんである

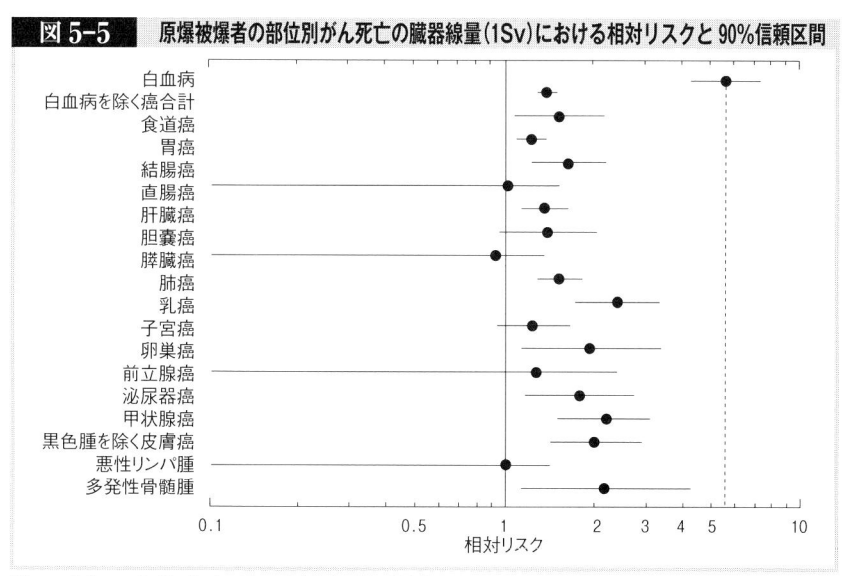

図 5-5 原爆被爆者の部位別がん死亡の臓器線量(1Sv)における相対リスクと90%信頼区間

Pierce DA, *et al*.: *Radiation Res*, **146**: 1-27, 1996.
Thompson DE, *et al*.: *ibid*, **137**: S17-S67, 1994.

白血病は他のがんとのバーの重なりがなく、統計的に有意に相対リスクは約6倍高くなっている（図5-5：点線で表示）。固形がんで相対リスクの高いものは乳がん、甲状腺がん、多発性骨髄腫と続くが、互いのバーに重なりがあるので、それらの部位別による有意差はない。しかし、固形がんを合計した相対リスクは約1.3倍であり、固形がん死亡者のうちの39%が放射線によるもので、原爆がこれら全てのがんの原因になっていることは確かである。

広島・長崎での被爆者の追跡調査から、低線量被曝で放射線量の積算平均値が100～200 mSv より多くの放射線を浴びるとがんのリスクは上がるが、100 mSv 以下の被曝では喫煙や生活習慣からくるリスクに紛れて科学的に区別することがむずかしくなる。結論として、低線量被曝では長期間にわたっての積算値が100 mSv でがんになる確率は0.5%程度上昇する。

5.4 低線量放射線（原発事故など）被曝によるがん

放射線によってがんのリスクが上がるとされる100～200 mSv 以上の被曝では、DNAの3～8カ所以上に切断が起っているといわれ、がん化に必要な修復ミスが

5 がん

腫瘍細胞に蓄積する可能性が高くなる。一方、100 mSv 以下の被曝で生じる腫瘍細胞は日常的にあらゆる場所で生じている腫瘍細胞に類似し、それらのほとんどは免疫細胞の働きで取り除かれているので、統計的に有意ながん発生率の増加としては現れない。

5.4.1 放射線によるがん発生に関する仮説

今日、100 mSv 以下の低線量放射線被曝による人体への影響、とくにがんのリスクに関して3つの仮説が出されている（図5-6）。

その1つは「**しきい値なし仮説（LNT仮説）**」で、放射線量とがんの発生率との間には比例関係があり、どのような低線量であっても放射線は有害とする説である。この説は国際放射線防護委員会（ICRP）で採用され、現在、各国の多くの委員会でも支持されている。

次の「**しきい値仮説**」は、ある境界値より低い線量の被曝では健康に被害を及ぼすことはなく、がんのリスクも生じないとする説である。

残りの1つはさらに踏み込んで、微線量の被曝ならさまざまな細胞を活性化し、がんの発生を抑え、健康によい影響を与えるとする「**ホルミシス仮説**」である。しかし、ICRPはこの説には否定的な見方をしている。

これらの仮説を先に述べたがん発生メカニズムにそって考えてみる。私たちが被曝すると、体内に入った放射線は水や酸素に作用し活性酸素を産生し、これら

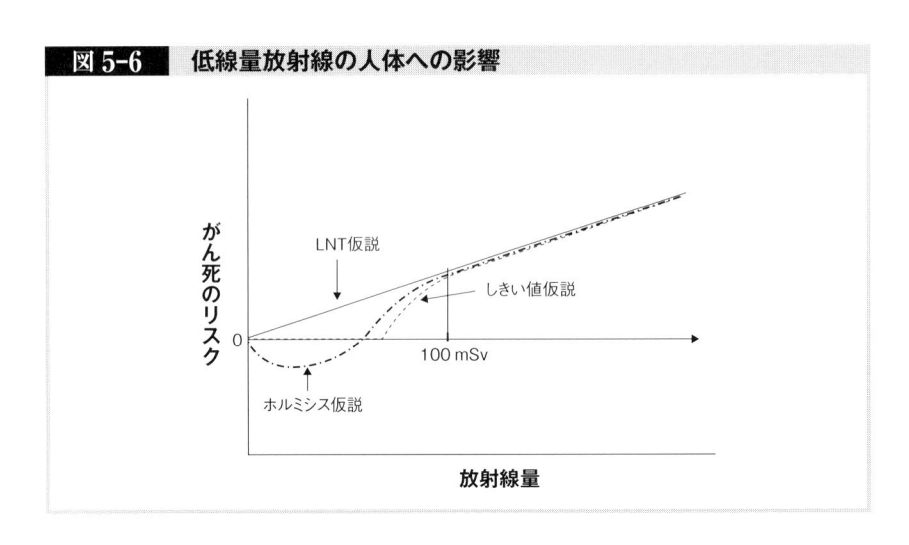

図5-6 低線量放射線の人体への影響

の活性酸素はがん遺伝子の核酸塩基と反応し、正常細胞を潜性腫瘍細胞に誘導する。続いて、生活環境中のさまざまなプロモーターが潜在性腫瘍細胞の膜などに作用し、がん遺伝子を活性化し、過形成腫瘍細胞に導く。さらに放射線や他の因子で産生した活性酸素や発がん物質が過形成腫瘍細胞中のがん抑制遺伝子を不活性化することで不可逆性の異形性腫瘍細胞に導き、さらにこの腫瘍細胞中のミトコンドリア DNA の損傷が細胞の悪性化を進め、ついにはがん細胞に導くと考えられる。

この考えに従えば、放射線の被曝量の大小にかかわらず、被曝量に応じて活性酸素は産生されるので、がんのリスクは LNT 仮説に従って上昇する。しかし実際には、がんの発生過程全体を通してみると、上述のように放射線以外にもさまざまな物質の関与があり、単純に LNT 仮説に従ってがんのリスクを説明できるわけでもない。

5.4.2　放射線によるがんの種類

原爆被爆者の部位別がんの相対リスクを比較すると、高線量被曝によって発生しやすいがんとして、白血病、乳がん、甲状腺がんと続くが、一方、チェルノブイリ原発事故による低線量被曝では甲状腺がんと乳がんの増加が報告されている。ここでは、福島第一原発事故を含めて放射線被曝では発症する可能性の高いがんについてまとめておく。

5.4.2.1　甲状腺がん

甲状腺はのど仏の辺りにあり、**甲状腺ホルモン**（トリヨードサイロニン〔T_3〕、サイロキシン〔T_4〕）や、カルシウムの調節にかかわるカルシトニンなどのホルモンを分泌する器官である。これらのホルモンにはからだの発育を促進したり、新陳代謝を盛んにしたりする働きがある。

甲状腺に発生する悪性腫瘍が**甲状腺がん**であり、これには**甲状腺乳頭がん**、甲状腺濾胞がん、甲状腺髄様がん、甲状腺未分化がんの4種類がある。これらのうちで、甲状腺乳頭がんが全体の85%を占め、放射線被曝によって生じる甲状腺がんもほとんど全てがこの種のがんである。

甲状腺がんは女性に多く、男性の2倍以上になっているが、他のがんに比べると発症率はかなり低い。また、若年発症が多いにもかかわらず、早期治療を行えば予後はきわめてよく、生存率も高く、治療も有効なおとなしい部類のがんであ

甲状腺はヨウ素を原料に、上で述べた甲状腺ホルモンをつくるので、ヨウ素を取り込みやすく、放射性ヨウ素131で汚染された飲食物を摂ると甲状腺に集まり、内部被曝を受けることになる。その防御のために使われるのが、先に述べたヨウ素剤である。わが国の服用基準は甲状腺の局所被曝線量が50 mSvに達した場合と定められているが、WHOは小児、妊婦、授乳中の女性についてはその服用基準を10 mSvに下げている。

チェルノブイリの原発事故による甲状腺がんは、事故当時の年齢が10歳未満の小児に多く発生し、とくに5歳未満が最も多かった。一方、被曝時の成人や、事故の1年後に生まれた子どもには甲状腺がんはまれで、事故の影響はほとんどみられなかった。これらのことから甲状腺がんの発生を抑えるために最も大切なことはヨウ素131の放射線量の高い時期に低年齢の子どもたちを被曝させないことである。

福島第一原発事故に関しては、発生当時に18歳以下だった福島県民に甲状腺がんの発症はみられるが、事故による放射線被曝との因果関係については明らかにされていない。チェルノブイリの例では子どもの甲状腺がんの多発が確認されたのは事故の4〜5年後であるので、今後の検査結果が待たれている。

これまでは放射線による甲状腺がんの原因の核種はヨウ素131であるといわれてきた。しかし、後で述べるチェルノブイリ原発事故で亡くなった子どもの検死結果（表5-1）はセシウム137の線量の最も高い器官が甲状腺であることを示しているので、甲状腺がんの発症にセシウム137が関与している可能性は非常に高いと考えられる。このことは2011年に公表されたウクライナ政府報告書で述べられている子どもの時期に被曝した成人に甲状腺がんが増えている事実とも一致している。今後、甲状腺のセシウム137被曝によるがんの発症についての解明が待たれる。

5.4.2.2 白血病

血液細胞は骨髄の幹細胞からつくられ、骨髄系とリンパ系に分かれ、さらに白血球、赤血球、血小板といろいろの種類に分かれる。この幹細胞に異常が生じると血液細胞になる段階でがん細胞に変わり、血液中で増殖する。これが白血病である。

原発事故で白血病を発症する危険性のある放射性物質の一つとしてアルカリ土

類金属に属するストロンチウム 90 があることはすでに述べた。ストロンチウム 90 はカルシウムと同様に骨に沈着し、長期間にわたり骨髄を β 線照射することになるので、白血病のリスクは高くなる。

　これまでの放射線被曝による白血病のリスクは、原爆による被爆のように大量の放射線を全身に浴びた場合に限られているといわれ、チェルノブイリ原発事故では外部被曝線量が 20〜30 mSv の避難民に白血病などの血液障害は発生していないので、それよりも被曝量の低い福島県民に白血病が発症する危険性は少ないと考えられていた。

　しかし、チェルノブイリ原発事故の収束や除染作業にたずさわり、低線量被曝を受け続けた作業員に白血病が増加していることが明らかになってきている。わが国では、チェルノブイリ原発事故による被曝量よりも低い福島県民に白血病のリスクは低いと考えられる。しかし、最近、ストロンチウム 90 を初めとする放射性物質で汚染された地下水の海への流出による港湾内の汚染が深刻な問題に発展してきているので、この方面の仕事に従事している作業員は、常時、低線量被曝を受けることになるので、新たな対策が取られない限り白血病のリスクは高くなるであろう。

5.4.2.3 乳がん

　乳がんは乳房組織に発生する悪性腫瘍である。放射線が乳がんの危険因子であることは、チェルノブイリ原発事故後ベラルーシとウクライナで行われた、最も汚染された地方での乳がんのリスクは汚染の少ない地方に比べて約 2 倍であるという調査（1997〜2001 年）結果からも明らかである。

　放射線被曝による乳がんの**高危険因子**として、がん抑制遺伝子（*BRCA1* と *BRCA2*）の変異による**家系的因子**がある。この因子をもつ女性はさまざまな他のリスク因子の影響も強く受け、低線量被曝でも乳がんの発症率は非常に高くなる。例えば、乳がん検診の**マンモグラフィー（乳房 X 線検査）**で浴びる放射線量は 1 回の検査で 0.05〜0.15 mSv と非常に低く、一般の女性では問題にならない線量であるが、この因子をもつ女性では乳がんのリスクが 1.5 倍に増えるといわれている。

　一方、乳がんの発症を抑制する効果のある物質として、後で述べるミネラルの一つの**セレン**がある。多くの国での調査から血液中のセレンの濃度が低いほど乳がんによる死亡率が高いことが明らかになり、例えば、血液中のセレン濃度がア

ジア女性の1/3と低いイギリス女性の乳がん死亡率はアジア女性の実に6倍にも達している。その理由として、アジア女性の日頃からセレンを多く含む魚介類を摂取する習慣があげられている。先に述べたように、セレンはスカベンジャーであるグルタチオンペルオキシダーゼの活性中心の成分であり、セレンが増えることでこのスカベンジャーの量も増え、それだけ活性酸素（過酸化水素やヒドロキシルラジカル）や過酸化脂質の産生が抑えられるので乳がんのリスクは減るものと考えられる。

5.4.2.4 その他のがん

原爆による放射線被曝がほとんど全てのがんのリスクを増加させたことは先に述べた。その原因の一つはセシウム137による慢性的な被曝にあると考えられる。

セシウム137は水溶性であるので、体内では血液によって運ばれていろんな臓器に吸収されることがチェルノブイリ原発事故から明らかになっている。ロシアとウクライナに接したベラルーシのゴメリ州で1977年に検死した10歳までの子ども52人の各器官に含まれていたセシウム137の線量が調べられた（表5-1）。

それによると、セシウム137を吸収している器官は少なくとも13あり、それ

表 5-1	チェルノブイリ原発事故で亡くなった子どもの器官に含まれているセシウム137の平均放射線量
器官	[Bq/kg]
甲状腺	2,054 ± 288
副腎	1,576 ± 290
膵臓	1,359 ± 350
胸腺	930 ± 278
骨格筋	902 ± 234
小腸	880 ± 140
大腸	758 ± 182
腎臓	645 ± 135
脾臓	608 ± 109
心臓	478 ± 106
肺	429 ± 83
脳	358 ± 72
肝臓	347 ± 61

Bandazbevsky, Y. I.: *Swiss Med Wkly*, **133**: 488-490, 2003.

らの放射線量は甲状腺を最高に、副腎、膵臓、胸腺、骨格筋、小腸、大腸、腎臓、脾臓、心臓、肺、脳、肝臓の順に減っている。さらにこれらの子どもの器官の線量は同じ地域に住む大人の器官の線量の2～3倍も高く、子どもが大人よりも放射線の影響をはるかに多く受けることを実証している。

放射線被曝によって固形がんが発生するまでには20～25年を要するといわれているので今後の調査結果に注目したい。

5.5　放射線によるがんリスクの回避

福島第一原発事故で放出されたセシウム137は、先にみたように、広島原爆の168個分に相当する膨大な量であり、とくに被災地の人々は、放射線という一種の発がん物質に直接曝され、がんのリスクに直面した不安な生活を送らざるを得ない状態におかれている。

しかし、低線量の放射線被曝によるがんのリスクは日常生活での他の要因によるリスクに比べて決して高くはない（表5-2）。わが国の高いがん死亡率の大半は日頃の生活習慣によるさまざまな危険因子（図5-1）によるもので、これらの因子を少なくするように努めることで、放射線被曝によるがんのリスクを十分回避できるともいえる。

ここではがんの主な危険因子の70％削減を目指して、食生活の改善（30％）、禁煙の励行（30％）、運動の励行（5％）、がんの原因となる感染因子の防御

表 5-2　放射線被曝線量と生活習慣因子によるがんのリスクの大きさの目安

放射線被曝		生活習慣	
被曝線量[mSv]	発がんリスク	種類	発がんリスク
1,000～2,000	1.8	喫煙	1.6
500～1,000	1.4	2合≦毎日飲酒≦3合	1.4
200～500	1.19	肥満（BMI ≧ 30）	1.22
		運動不足	1.15～1.19
		高塩分食品	1.11～1.15
100～200	1.08	野菜不足	1.06
		受動喫煙（非喫煙女性）	1.02～1.03

国立がん研究センターHP（2014年2月改訂）より改変。

5 がん

(5%) について科学的に考える。

5.5.1 食生活の改善

　私たちの生命活動はからだを構成しているさまざまな物質が日々の新陳代謝によって新しい物質と入れ替わることによって維持されている。それゆえ放射線に負けない健康なからだを維持していく上で大切なことは、食生活の中での炭水化物、タンパク質、脂質、ビタミン、ミネラル、食物繊維の役割を正しく理解し、それらを過不足なく摂ることである。毎日の生活で、何をどれだけ摂ればよいかの目安としては**食事摂取基準**（厚生労働省、2010年版）に記載されている。しかし療養中やダイエット中などの特別な場合を除いては、いちいちそれらの摂取量を気にかけることなくバランスのとれた食事を心がけることである。

5.5.1.1 ミネラルの摂取

　ミネラルとは無機物質、鉱質、電解質の総称である。地球上で自然界に存在する92種類の元素のうちで、私たちのからだには約30種類の元素が含まれている。それらの中で、酸素、炭素、水素、窒素が大半を占め、残りがミネラルとその他である。

　私たちのからだに必要なミネラルを**必須ミネラル**といい、このうちで多く含まれているものを多量ミネラル、残りのきわめて少量しか存在しないものを微量ミネラルと区別する。多量ミネラルには、カルシウム、リン、ナトリウム、カリウム、マグネシウム、塩素、硫黄の7種類があり、一方、微量ミネラルには、鉄、亜鉛、銅、マンガン、ヨウ素、セレン、クロム、モリブデン、コバルトの9種類がある。

　日頃の食事で摂取しているミネラルの量を食事摂取基準値と比較すると不足し

表 5-3　不足しがちなミネラルを豊富に含む食品

ミネラル	主な食品
カルシウム	魚類、干しエビ、煮干し、ゴマ、野菜、牛乳、乳製品など
マグネシウム	海藻、豆類、種実類、穀類、野菜など
鉄	ひじき、煮干し、海苔、シジミ、ゴマ、肉類など
亜鉛	肉類、牡蠣、穀類など
銅	牡蠣、レバー、ゴマ、大豆、米など

がちなミネラルとして、カルシウム、マグネシウム、鉄、亜鉛、銅（表 5-3）があり、それらのうちで、とくに、注意すべきミネラルはカルシウムである。食事摂取基準によるとカルシウム摂取量は 1 人 1 日当り 700 mg であるが、実際の平均摂取量は 550 mg にも達していない。

カルシウムは体内に約 1,100 g あり、そのうちの 99％は硬組織の骨や歯に含まれ、残りはタンパク質などと結合して筋肉、皮膚、神経、血液などの軟組織に分布している。これらの軟組織でカルシウム不足が生じると、硬組織から供給されることになるので、骨や歯に悪影響を与える。

福島第一原発事故の被災地の人々や原発関係の仕事にたずさわっている作業者にとってカルシウムはとくに大切なミネラルであり、不足するとさまざまな疾病に罹りやすくなるだけではなく、ストロンチウム 90 の骨への吸収を助けることにもなる。カルシウムを最も必要とする年齢は 12〜14 歳の子どもで、その推奨量は男子で 1,000 mg/日、女子で 800 mg/日（食事摂取基準値）になっているので、被災地の子どもにはカルシウムを豊富に含み、しかも吸収率のよい食品である牛乳（カルシウム吸収率；約 40％）や小魚類（カルシウム吸収率；約 30％）を十分に与えるように心がけることが大切である。

また、カルシウムを摂る際にはその吸収率を高めるためにビタミン D を同時に摂ることである。**ビタミン D** は、太陽光線の働きで皮膚の中で 7 − デヒドロコレステロールから合成されるので、普段の生活では気を配る必要はないが、被災地での生活のように室内で過ごす時間の長い人は食物を通してビタミン D を補給する必要がある。

摂取に気をつけたいその他のミネラルとして、銅、亜鉛、鉄、マンガン、セレンがある。これらは、先に述べた、生体内でつくられるスカベンジャーの構成成分であり、放射線などによって生成される活性酸素の消去に役立ってくれるからである。

5.5.1.2 炭水化物（糖質）の摂取

炭水化物には、糖、グリコーゲン、デンプン、セルロース、デキストリンなどがあり、炭水化物の基本構造は糖（主にグルコース）である。体内に摂り入れられた炭水化物は消化酵素の働きでグルコースにまで分解され、小腸で吸収され血糖として全身を回る。成人の血液中には通常 5〜6 g のグルコースが含まれ、脳、神経系、筋肉などの活動している場所ではエネルギー源として、さらにさまざま

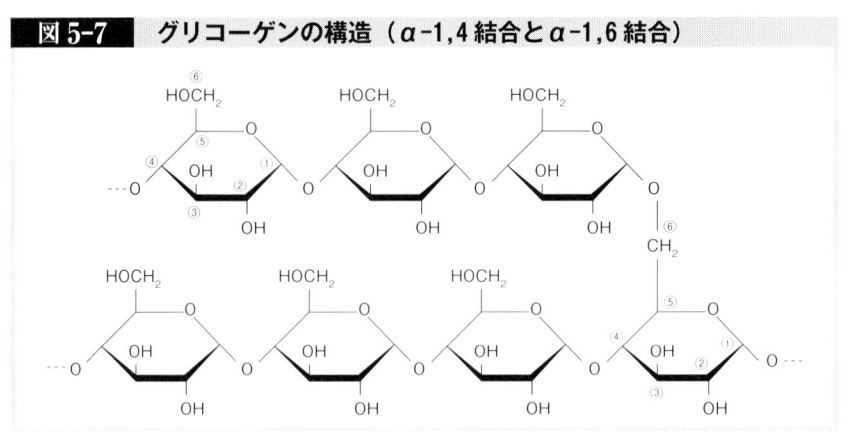

図 5-7　グリコーゲンの構造（α-1,4 結合とα-1,6 結合）

　な場所で組織の合成や損傷を受けた組織の修復のために使われる。

　あまった**グルコース**は、図 5-7 に示したように、α型グルコース（第 1 炭素のヒドロキシ基が六員環の面に対して下方向にある配座）の第 1 炭素のヒドロキシ基（-OH）と別のグルコースの第 4 炭素のヒドロキシ基との間で水分子がとれてできるα-1,4 結合、または第 1 炭素のヒドロキシ基と第 6 炭素のヒドロキシ基との間でできるα-1,6 結合を繰りかえすことで、貯蔵型多糖類の**グリコーゲン**が形成され、肝臓、筋肉、脳に一時的に蓄えられる。

　グリコーゲンは必要に応じてそれぞれの場所で分解される。肝臓ではグルコースになり、血糖を維持するために使われ、筋肉では乳酸としてアデノシン三リン酸（ATP）の産生に使われる。さらに全エネルギーの約 20％を消費する脳にもわずかな量ではあるがグリコーゲンが蓄えられ、低血糖などの緊急時にはこれを分解し利用していることが明らかになっている。

　私たちが食事で摂る炭水化物の目安量として、成人の 1 人 1 日に必要な全エネルギー量（約 2,000 kcal）の 50〜70％未満が妥当であるとされ、炭水化物の量に換算すると 250〜350 g に相当する。しかし炭水化物を含む食品は、砂糖、菓子類、加工食品、穀物、豆類、芋類など多くあり、この量を超えて摂り過ぎることになる。このようにして摂り過ぎたグルコースは中性脂肪に変わり、さまざまな場所に蓄えられ、肥満の原因になる。さらに血液中のグルコース濃度が高い状態に保たれると糖尿病や先に述べたメイラード反応を誘発し、がんのリスクを高めるので、日頃から炭水化物の摂り過ぎには十分注意を払うことが大切である。

5.5.1.3 タンパク質の摂取

タンパク質は私たちの身体の全乾燥重量の約半分を占める構成成分として最も重要な物質である。その他にタンパク質は生体反応の触媒であるさまざまな酵素、情報伝達物質であるホルモン、さらには、生体防御の役割を担っている抗体などの生理活性物質として、生命現象にも深くかかわっている。

タンパク質分子は 20 種類の**アミノ酸**のうちの何種類かが適当な順序で結合してできている高分子化合物であり、その構成元素は炭素、窒素、酸素、水素の 4 元素を中心に、その他に硫黄、リン、鉄、亜鉛、銅などである。

タンパク質を構成する 20 種類のアミノ酸のうちの 10 種類は生体内で合成されるが、残りの 10 種類は食事で補給する必要があり、これらをまとめて**必須アミノ酸**という（表 5-4）。これらの必須アミノ酸を生体内で合成しようとすると、多くの酵素を必要とし、しかも合成経路が複雑で長くなるので、栄養として他から摂取して利用する方法が選ばれたものと考えられる。

必須アミノ酸を全て含んでいる栄養価の高い食品として、肉類、ミルク、大豆などがある。一方、植物性食品の多くは 1 つ以上の必須アミノ酸を欠いているので、菜食中心の食生活を送っている人はいろいろな野菜類を組み合わせて摂ることで、必須アミノ酸の全てを補給する必要がある。

今日のわが国の食生活は、肉類を中心にした欧米型食生活に片寄り、私たちは 1 人当たり 1 日に 20～30 g のタンパク質を余計（2010 年）に摂っているといわれている。タンパク質を摂り過ぎることによる弊害の一つは、タンパク質から生成されるアミノ酸、尿酸、リンなどの多量の酸性物質によって血液が酸性に傾き、その酸性を中和するために多量のカルシウムが使われるので、体内にカルシウム不足が生じることにある。その結果、先に述べたように骨粗鬆症を初めとするさまざまな疾病に罹りやすくなる。

表 5-4　必須アミノ酸と非必須アミノ酸

必須アミノ酸		非必須アミノ酸	
アルギニン（Arg: R）	メチオニン（Met: M）	アラニン（Ala: A）	グルタミン（Gln: G）
ヒスチジン（His: H）	フェニルアラニン（Phe: F）	アスパラギン（Asn: N）	グリシン（Gly: G）
イソロイシン（Ile: I）	トレオニン（Thr: T）	アスパラギン酸（Asp: D）	プロリン（Pro: P）
ロイシン（Leu: L）	トリプトファン（Trp: W）	システイン（Cys: C）	セリン（Ser: S）
リシン（Lys: K）	バリン（Val: V）	グルタミン酸（Glu: E）	チロシン（Try: Y）

5 がん

表 5-5　主な食品中の栄養素 [g] と熱量 [kcal]

食品名 [100 g]	炭水化物	タンパク質	脂質	熱量
カップ麺	56.9	10.7	19.7	448
そうめん（乾）	72.7	9.5	1.1	356
スパゲティ	72.2	13	2.2	378
食パン	46.7	9.3	4.4	264
ごはん（精白米）	37.1	2.5	0.3	168
納豆	21.1	16.5	10	200
じゃが芋	16.8	1.5	0.1	73
さつま芋	39	1.4	0.2	163
かぼちゃ	13.3	1.9	0.1	60
昆布（乾）	56.6	8	2	138
焼き海苔	44.3	41.4	3.7	188
牛ばら肉	0.1	11	50	517
豚ばら肉	0.1	14.2	34.6	386
鶏手羽肉	0	17.5	14.6	211
卵	0.3	12.3	10	151
鯵（干物）	0.1	24.5	12.3	220
秋刀魚	0.1	18.5	24.6	310
たらこ	0.5	28.3	6.1	170
牛乳	4.8	3.3	3.8	67
チーズ	2.3	8.2	33	346
ヨーグルト（無糖）	4.9	3.6	3	62
バナナ	22.5	1.1	0.2	86
りんご	14.6	0.2	0.1	54
みかん	12	0.7	0.1	46

文部科学省科学技術・学術審議会・資源調査会：五訂日本食品標準成分表より。

　さらに、タンパク質を多く含む食品には次に述べる脂肪も多く含まれている傾向があり（表 5-5）、タンパク質を多く摂ることで脂肪の摂り過ぎによる疾病の危険性が生じる。これらの弊害を避けるためには、できるだけ脂身の少ない魚、赤身の肉、卵、大豆などの良質のタンパク質を摂るように心がけることである。

5.5.1.4 脂質の摂取

　脂質とは、生体を構成する物質のうちで水には溶けにくく、クロロホルム、メタノール、エーテルなどの有機溶媒によく溶ける物質の総称である。脂質の分類は、けん化（強塩基の水溶液中での加水分解反応）に対する反応性を利用して行われ、けん化を受ける「けん化性脂質」とけん化を受けない「不けん化性脂質」に大別され、さらに、けん化性脂質は「単純脂質」と「複合脂質」に、不けん化性脂質は「ステロイド」と「テルペン」に細分類される（図5-8）。

　脂質は、先にみたように細胞膜の主要な構成成分であるが、その他に、細胞のエネルギー貯蔵分子であり、また、プロスタグランジン、ホルモン、ビタミンなどを生合成する際の出発物質でもある。エネルギー源としての脂質はタンパク質や炭水化物の2倍以上のカロリーを出す。成人1人が1日に摂取する脂質の適量は必要エネルギー量全体の20～25%であるとされているが、最近、この割合が30%を超えている例が目立ちはじめ、脂質の摂り過ぎが急増するがんを初めとする成人病の原因になっていると考えられている。

　脂質のうちでとくに生活習慣病とのかかわりの深い**脂肪**について述べる。肉類の脂肪は**飽和脂肪酸**（炭素原子間の結合が全て単結合の脂肪酸）を多く含んでいるので、ラードにみられるように室温では固形である。これらの脂肪を多量に摂ると体温でもさらさらに溶けることはないので、血液の粘度は高くなり、赤血球は互いに凝集し、組織への酸素の供給量は減少し、代謝活性は低下する。さらにこれらの脂肪の一部は血管内壁に沈着して**じゅく状斑（アテローム斑）**を形成するので動脈硬化の原因になる。一方、魚や植物の脂肪は、飽和脂肪酸よりも**不飽和脂肪酸**（炭素原子間に二重結合を含む脂肪酸）を多く含み、室温で液体なので、

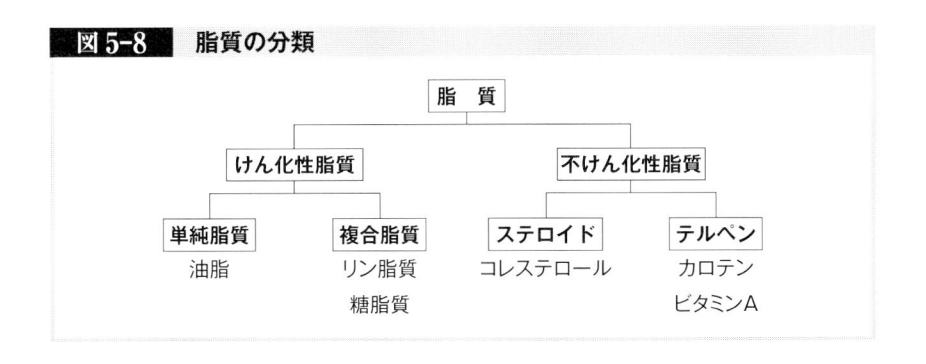

図5-8　脂質の分類

```
                            脂　質
                   ┌──────────┴──────────┐
              けん化性脂質              不けん化性脂質
            ┌──────┴──────┐          ┌──────┴──────┐
         単純脂質      複合脂質      ステロイド      テルペン
          油脂         リン脂質      コレステロール    カロテン
                       糖脂質                        ビタミンA
```

体内では血液の粘度を下げて流れをよくし、酸素や養分を体の隅々まで運ぶのを助け、中性脂肪やコレステロール値を調整する。

私たちの体内で他の脂肪酸から合成できないために食品を通して摂取する必要のある脂肪酸を**必須脂肪酸**という。それらにはリノール酸に代表される**ω-6脂肪酸**（最初の炭素-炭素二重結合が脂肪酸のメチル末端から6番目の結合にある脂肪酸）とα-リノレン酸に代表される**ω-3脂肪酸**（最初の炭素-炭素二重結合が脂肪酸のメチル末端から3番目の結合にある脂肪酸）の2系統の多価不飽和脂肪酸（二重結合が2つ以上含まれている脂肪酸）がある。ω-3脂肪酸に属するエイコサペンタエン酸（EPA）には抗血栓、抗炎症、抗動脈硬化、免疫調節、がん抑制などの作用があり、一方、ドコサヘキサエン酸（DHA）には脳機能や網膜機能を改善する作用がある。

しかし、先に述べたように、これらの不飽和脂肪酸に含まれている二重結合は単結合に比べて活性酸素の攻撃を受けやすく、攻撃によってさまざまな過酸化脂質を生じる。これらの過酸化脂質はがんのプロモーターであると同時に、生活習慣病を誘発する原因にもなるので、不飽和脂肪酸であっても摂り過ぎや古くて酸化が進んだ脂肪酸の摂取には注意が必要である。

健康を保つ上で大切なその他の脂質として**コレステロール**がある。コレステロールは、ステロイド環（3つの六員環と1つの五員環からなる構造）の3位の炭素にヒドロキシ基が付いているステロイドアルコールの一種である（図5-9）。体内のコレステロールの大半（70～80％）は炭水化物、脂質、タンパク質を材料にし、主に肝臓でアセチル補酵素A（アセチルCoA）からつくられ、その残り（20～30％）が食物からの摂取である。

細胞膜の脂質の約25％を占めるコレステロールは膜の流動性を調節し、細胞

図5-9　コレステロールの分子構造

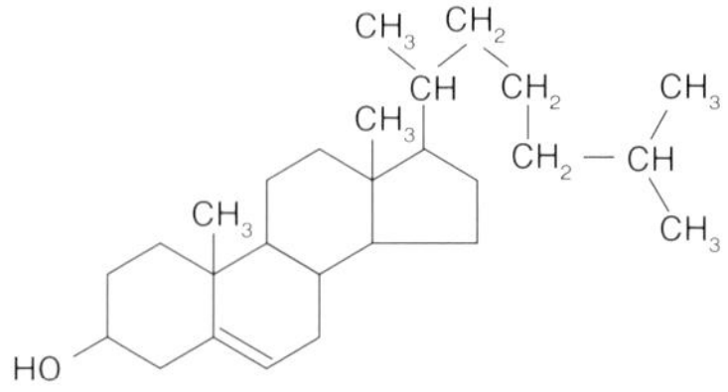

を正常に保つ役割をもつ。さらに肝臓、甲状腺、卵巣などの特殊な細胞ではコレステロールを原料として胆汁酸、ステロイドホルモン、ビタミンDなどが合成される。

水に溶けないコレステロールを血液に乗せて全身を循環させるためには特別な輸送系が必要になり、この役割を担っているのが**低密度リポタンパク質（LDL）**と**高密度リポタンパク質（HDL）**の2種類のリポタンパク質である。コレステロールを全身に届ける役割のLDLは血管壁などへのコレステロールの沈着を助けるので「悪玉」リポタンパク質と呼ばれ、一方、HDLは、組織のコレステロールを肝臓に回収する役割をもち、血管内壁に蓄積したコレステロールを剝ぎ取る作用があるので、「善玉」リポタンパク質と呼ばれている。

これらのリポタンパク質の血中濃度は、血清1デシリットル中にLDLは約100 mg以内、HDLは50 mg以上が望ましいとされ、これらの基準値より離れると、血管内壁へのコレステロールの沈着が進み、沈着したコレステロールは繊維状に硬化した塊になるので、動脈を塞ぎ、心臓病などを発症する危険性が増す。

上で述べたように、コレステロールは動脈硬化を引き起こす危険な物質でもあるので、これまでは血液中のコレステロール値は低ければ低いほどよいとされてきた。しかし、最近、世界各国での疫学調査から、コレステロール値が低くなるとがんのリスクが高くなることが明らかになり、低コレステロールによる弊害が問題になってきている。その理由として、コレステロール値が低くなるとコレステロールを原料とするさまざまなステロイドホルモンの産生が抑えられるので、免疫力が低下し、がんの発生を助けると考えられている。わが国の成人の平均血清コレステロール値は、200 mg/dL前後であるが、この数値が男性で90～170 mg/dL、女性で91～182 mg/dLにまで下がるとがんのリスクが増すといわれている。

5.5.1.5 ビタミンの摂取

私たちが日常生活で必要とするビタミンの量はごくわずかであるが、ビタミンは生体内でのさまざまな代謝にかかわっている大切な物質であるので、不足するとそれぞれに応じ欠乏症が現れる（表5-6）。これらのビタミンのほとんどは体内では合成されないか、合成されたとしても十分な量にはほど遠いので食物から摂る必要がある。

ビタミンは水に溶ける**水溶性ビタミン**と水には溶けないが油に溶ける**脂溶性ビ**

表 5-6　主なビタミンの動き、欠乏症、供給源

		ビタミン名	生理作用	欠乏症	供給源
脂溶性	A	レチノール カロテン	発育促進、皮膚・粘膜の保護、暗所での視覚保持	夜盲症、粘膜炎症、皮膚角化、乾燥性眼炎	卵黄、レバー、バター、にんじん、ほうれん草、うなぎ、肝油
	D	カルシフェロール	Ca、Pの吸収促進 骨の成長	小児—くる病 成人—骨軟化症	レバー、卵黄 バター、肝油
	E	トコフェロール	抗不妊作用 抗酸化作用	人間の欠乏症はない	大豆油、ごま（油）、胚芽、コーン油、うなぎ
	K	フィロキノン	血液凝固（プロトロンビンの生成）	新生児の出血性疾患 止血困難	腸内細菌により合成 緑黄色野菜
水溶性	B_1	チアミン	脂質代謝の補酵素	脚気、多発性神経炎	豆類、胚芽 豚肉、酵母
	B_2	リボフラビン	糖、脂肪、タンパク質代謝の補酵素	口唇炎、口角炎、皮膚炎	卵、肉類、魚 広く食物中に分布
	B_6	ピリドキシン	アミノ酸代謝に関与 神経刺激伝達物質の合成	食欲不振、口内炎、皮膚炎、乳幼児—けいれん	腸内細菌により合成 魚、肉類、大豆、野菜
	B_{12}	コバラミン	タンパク質、核酸の合成	貧血（悪性貧血）	魚、肉類、レバー、卵 植物性食品には含まれない
	ニコチン酸	ナイアシン	脱水素酵素の補酵素 代謝全般に関与	皮膚炎、神経障害	レバー、脂肪の少ない肉 豆類
	葉酸	フォラシン	アミノ酸、タンパク質代謝の補酵素、核酸合成	貧血（葉酸欠乏症）舌炎、口内炎	レバー、肉類、卵黄、豆類、緑色野菜
	C	アスコルビン酸	コラーゲン生成、Feの吸収促進、チロシン代謝	壊血病 皮下出血	いちご、みかん、レモンなどの柑橘類、果物、野菜

前田如矢："あなたのからだを守る健康医学小辞典"、p.175、PHP研究所（1993）より。

タミンに分けられる。水溶性ビタミンには、ビタミンB_1、B_2、B_6、B_{12}、C、ニコチン酸、葉酸などがあり、これらは尿として体内から排泄されるので、多少摂り過ぎても体に害を及ぼすことはないが、そのかわり毎日摂る必要がある。

一方、脂溶性ビタミンは、ビタミンA、D、E、Kなどで、水溶性ビタミンと比べてかなり安定で、熱しても容易には壊れない。余分に摂ったビタミンは肝臓に蓄えられるので、その量が多くなると肝機能障害などを起す危険性が生じる。それぞれのビタミンの必要量の目安は、食事摂取基準に記載されているが、普段の生活ではバランスの取れた食生活を送ることが大切である。

しかし、先に述べたウクライナ政府報告書が示唆しているように、低線量被曝を受けやすい地域に住まざるを得ない人々にとっては、放射線によって生じる余

分な活性酸素に対処するためにも、低分子のスカベンジャーであるビタミンC、ビタミンE、β-カロテンなどを豊富に含む緑黄色野菜を十分に摂ることが大切である。

5.5.1.6 食物繊維の摂取

これまでみてきた栄養素としての食物以外に、がんの予防に密接な関連のある食品として食物繊維がある。**食物繊維**は食物に含まれているもののうちで消化酵素によって消化されにくい成分の総体でいずれも多糖類からなり、構成成分の糖の性質の違いから、水に溶けやすい**水溶性食物繊維**と、水に溶けにくい**不溶性食物繊維**がある。

水溶性食物繊維は果物や野菜などに含まれているペクチン、こんにゃくのグルコマンナン、海藻類のアルギン酸やフコイダンなどで、一方、不溶性食物繊維は野菜や穀物などのセルロース、果実のプロトペクチン、キノコ類のグルカン、動物性食物繊維のエビやカニのキチンやキトサンなどである。

食物繊維の体内での最大の働きは便通の調整にある。不溶性食物繊維には高い保水性があり、腸内では多量の水を吸収して膨れあがる。一方、水溶性食物繊維は水に溶けドロドロのゲル状（半固形体）になる。これら両者の働きで、便の量は増し、固さは正常に保たれ、腸の蠕動運動は活発化し、便通がよくなり、腸内に留まっているコレステロールや中性脂肪の血液中への吸収が抑えられるので、高脂血症や肥満の予防につながる。

また、食物繊維には**陽イオン交換作用**や**非イオン性吸着作用**があり、腸内のさまざまな発がん物質、有害物質、過剰の糖分や胆汁酸などを吸着し、糞便として排泄するので、食物繊維を摂ることで大腸がん、糖尿病、動脈硬化症、胆石などの予防が可能になる。

さらに、私たちの大腸にはからだにとって有益な**善玉菌**（ビフィズス菌、乳酸菌など）と有害な**悪玉菌**（大腸菌、ウェルシュ菌など）が住んでいて、互いがバランスを保ちながら増殖している。ここに食物繊維が入ると、大腸の働きが活発になるので悪玉菌の増殖が抑えられ、その代わり、ゲル状になった植物繊維を食べる善玉菌が増殖し、腸内環境が整えられる。その結果、腸内ではビタミン類やエネルギー源として使われる短鎖脂肪酸の合成が進み、栄養のバランスが保たれるので、健全なからだを維持することができるようになる。

食事摂取基準では成人1人1日当たりの食物繊維の摂取目標量は18 g以上に

なっている。昭和30年代後半までは、主食に米、それに魚介類、イモ類、野菜類、みそ汁、漬け物などが一般的な食生活であったので、20 g以上の食物繊維が摂れていた。しかし、今日の肉類、乳製品、油脂類が主な洋風化した食事での食物繊維の摂取量は14.3 g（2005年）で、上述の目標値より随分低くなっている。その結果、以前はあまり問題にならなかった大腸がんなどの生活習慣病が急増し、さらに腸内の有害細菌の増加によって免疫機能は低下し、さまざまな疾病に罹りやすくなっている。

　原発事故で放出されるストロンチウム90は、先にも述べたが、海藻類に含まれる水溶性食物繊維の一つのアルギン酸に取り囲まれるので、体内への吸収が阻止され糞便として排泄される。このように食物繊維は環境中に散在するさまざまな放射性物質の体内への吸収を軽減したり、体内からの排出を助けたりすることで、生体内半減期を短くしている。

5.5.1.7　食事制限

　古くから「腹八分目に医者いらず」といわれているように、健康を維持していくうえで、食事を制限することは非常に大切な食習慣の一つである。食事制限を行う際に最も大切なことは、炭水化物、脂質、タンパク質のようなカロリー源になる食品の摂取量を減らすことで、細胞機能の調整にかかわっているビタミン、ミネラル、食物繊維などの量までも減らすことではない。

　これらのことを考慮して**食事制限**を実生活に当てはめて述べる。私たちが食事から摂っている総エネルギーの平均値は、成人1人当たり1日2,000 kcal前後であることは先に述べた。これを腹八分目に制限すると1,600 kcalになり、ここでの差400 kcalが制限の対象になる。この余分のカロリーを食事に換算すると、小盛りのご飯で2杯半、あるいは牛肉で約80 gに相当し、これらを1日の食事から減らすことになる。実際には、ご飯などの炭水化物の摂取を減らすよりは、同じ量でカロリーが2倍以上の脂質を多く含む肉類などで減らすほうが、満腹感などからして、無理なく実行に移せる食事制限である。

　一方、外食中心の生活を送っている人にとって食事制限は至難のわざである。なぜなら、一般的な飲食店のカロリー表示の平均は1食当たり700〜900 kcalであり、1日3食を外食で済ますと、すぐに制限量のカロリー数を超えてしまうからである。さらに手軽に食べられる**ファストフード**では、動物性タンパク質と油脂成分に偏り、1食で1,000 kcalを超えることもざらにある。このようにして外

食で摂った余分のカロリーは脂肪として蓄えられるので肥満になる。ファストフード本場の米国では、成人の肥満率が約 32%、子どもでも 17% に達している (2012 年)。

　米国での肥満の人のがん死亡率は、肥満のない人に比べて、男性で 50%、女性で 60% も高く、肥満は、今や次に述べる喫煙と同じように、がんの大きな危険因子とみなされている（図 5-1）。わが国の女性でも肥満が進むほどがんのリスク（大腸がん、乳がん、子宮体部がんなど）が上昇することが知られている。

　では、私たちが食事を制限し肥満になるのを防げば、なぜがんのリスクを減らすことができるのかを考えてみる。食事をすれば体内では食べ物を消化したり、吸収したりするために代謝機能が活発に働き、それに伴い体内に取り入れる酸素の量は増え、必然的にがんの原因となる活性酸素の量も増える。しかし、日頃から食事制限をしていればその分だけ活性酸素の量を減らすことになる。さらに、先に述べたメイラード反応の原因となる余分の糖やタンパク質の量も減らすことになり、ここでもそれだけがんのリスクを低下させる。

　最近、食事制限の新たな知見として**長寿遺伝子**に及ぼす影響が注目されている。寿命を延ばす働きをもつ長寿遺伝子の一つに染色体の第 10 番目に存在する「**サーチュイン遺伝子**」がある。この遺伝子は普段は活性化していないが、食物不足などの環境ストレス因子によって活性化し、「サーチュインファミリー」と呼ばれる酵素群を産生する。これらの酵素は、活性酸素などによって損傷を受けた組織を修復したり、活動に必要なエネルギーを産生したり、がん細胞や不要になった細胞をアポトーシスに誘導したりと、生命を維持していくうえでの必須の働きをするので、結果として寿命が延びることになる。

　以上述べたように、食事制限はがんなどの疾病の本質的な原因を取り除く働きをするだけではなく、寿命に関連する遺伝子に働きかけることで間接的にもがんの抑制に関わっている。

5.5.2　禁煙の励行

　がんで死亡する原因の 1 位は**喫煙**である。現在の喫煙者が全て非喫煙者になったと仮定すると、男性の全がんの 29%、部位別では肺がんの 68%、胃がんの 33%、大腸がんの 22% が減り、女性では全がんの 3%、肺がんの 18% が減るといわれている。

喫煙の発がんリスクは年間被曝線量の 1,000〜2,000 mSv に相当する（表 5-2）とみなされているので、とくに、原発事故の収束や廃炉に携わり低線量被曝を受けている作業者はこのことを十分に認識することが大切である。

5.5.2.1 がん死亡数と喫煙率

がんに対する喫煙の影響がどの程度のものかを知る一つの手掛かりとして、「がんの統計 '13」からのデータを基に20歳以上の喫煙率とがん死亡数の年次推移をまとめてみた（表 5-7）。1965 年と 2010 年のデータを比較すると、男性の喫煙率は 0.39 倍、女性の喫煙率は 0.54 倍といずれも明らかに減ってきているが、がん死亡数は減るどころか、3.3 倍に増え、一見すると、喫煙はがんとは無関係なようにみえる。

しかし、喫煙者の年代別分布を比較すると、成人全体の喫煙率は下がっているものの家庭に子どもや妊産婦のいる割合が高い 20 代と 30 代での喫煙率は男女ともに他の年代に比べて高く、とくに、女性の喫煙率は、20 代で 12.8%、30 代で 14.2% になっている（2010 年）。このことは、放射線被曝と同様に、発がん物質の影響を受けやすい子どもや胎児が親の喫煙による副流煙（後述）に曝露され、それが原因で大人になるとがんが発症し、今日のがんの増加の一因になっている

表 5-7　がん死亡数と喫煙率の年次推移

年	がん死亡数（人口10万人対）	喫煙率（20歳以上）	
		男性 [%]	女性 [%]
1965	106,536	82.3	15.7
1970	119,977	77.5	15.6
1975	136,383	76.2	15.1
1980	161,764	70.2	14.4
1985	187,714	64.6	13.7
1990	217,413	60.5	14.3
1995	243,670	58.8	15.2
2000	295,484	53.5	13.7
2004	320,315	56.9	13.2
2007	366,468	39.4	11.0
2010	353,499	32.2	8.4

国立がん研究センターがん対策情報センター："がんの統計 '13"（2013）より。

と考えられる。

5.5.2.2 タバコの煙に含まれている発がん物質

タバコの煙には、タバコ本体の物質と吸うときの不完全燃焼によって生じるさまざまな物質が含まれていて、その数は約4,000種類に及ぶといわれている。それらの中には強力な**発がん物質**のベンゾ[a]ピレン、ニトロソ化合物、芳香族アミン、ダイオキシンなどを初めとして、約60種類の発がん物質が含まれている（表5-8）。これらの発がん物質は喫煙者の吐き出す**主流煙**よりも、タバコの先端から立ち上がり周りの人に迷惑を及ぼす**副流煙**に多く含まれている。

タバコの煙自体は直径 1 μm 以下の非常に小さな粒子からなり、空気中に浮遊し、閉ざされた室内では、数分後には部屋全体に拡散し、薄められてみえなくなるが、大半の粒子は壁や床に沈着することなく滞留している。これらの滞留している粒子を知らず知らずのうちに吸うことが**受動喫煙**である。とくに、母親の喫煙は家庭内にいる時間が長いだけに受動喫煙による子どもや胎児への影響は、放

表5-8 タバコの煙に含まれている強力な発がん物質 [ng/本]

化合物名	主流煙	副流煙
ベンゾ[a]ピレン	20〜40	68〜140
ジメチルニトロソアミン	5.7〜43	680〜820
メチルエチルニトロソアミン	0.4〜5.9	9.4〜30
N-ニトロソノルニコチン	100〜550	500〜2,750
ニトロソピロリジン	25.1〜22	200〜380
キノリン	1,700	18,000
メチルキノリン類	700	8,000
ヒドラジン	32	96
2-ナフチルアミン	1.7	67
4-アミノビフェニール	4.6	140
o-トルイジン	160	3,000
ダイオキシン（TCDD）	0.61×10^{-3}	0.67×10^{-3}
ダイオキシン（PCDD）	38.5×10^{-3}	68.0×10^{-3}
ダイオキシン（PCDF）	36.0×10^{-3}	83.5×10^{-3}

厚生省編：“喫煙と健康問題に関する報告書 第2版”（1993）。
Löfroth & Zebühr: *Bull. Environ. Contam. Toxicol.*, **48**: 789-94, 1992.

射線の低線量被曝どころではなく、深刻である。

　タバコの煙に含まれている多くの発がん物質は、多段階発がんのイニシエーションから悪性転換（図 5-2 参照）までのすべての段階に関わっているので、強い発がん性を示す。喫煙が、タバコを吸う人、吸わない人の区別なく、今日の急増しているがんの原因の一つであることは間違いない。しかもその原因は、放射線被曝とは異なり、禁煙することで完全に取り除くことができる性質のものである。

5.5.3　運動の励行

　今日、食生活、喫煙に続いてがんの原因の一つにあげられているものに運動不足があり、その発がんリスクは年間被曝線量の 200～500 mSv に相当すると推測されている（表 5-2）。

　一方、多くの疫学調査から、日頃適度の運動をしている人はがんに罹りにくいことが明らかになっている。例えば、厚生労働省研究班による全国の 45～74 歳の男女約 8 万人を、身体活動量によって 4 つのグループに分け、それぞれのグループのがんに罹るリスクを 8 年間にわたり追跡調査した結果、身体活動量の多いグループは身体活動量の少ないグループに比べて、がんのリスクが男性で 13%、女性で 16% 低かった。

　しかし、運動をする際に留意すべきことは、激しい運動をしている選手は軽い運動をしている選手よりもがんによる死亡率が高いことからして、全ての運動ががんの予防に役立つわけではないということである。ここで運動の種類とそれらのがん予防効果について述べる。

5.5.3.1　運動の種類

　運動は生理学的にみて、**有酸素運動**（エアロビクス）、**無酸素運動**（アネロビクス）、**混合運動**の 3 種類に分けられる。

　有酸素運動は、私たちがもっている運動能力の半分程度を使って行う運動で、脈拍にして 1 分間に 110～120 を超えない程度が一つの目安になっている。この運動中に取り込んだ酸素は、最初は炭水化物の燃焼に使われるが、その後は徐々に体脂肪の燃焼に使われるようになり、ゆっくりと必要なエネルギーを生み出していくので、疲れが蓄積することもなく長時間続けることができる。代表的な有酸素運動としてはウォーキング、ジョギング、サイクリング、ゴルフ、ダンスな

どがある。

　有酸素運動の強さを増していくと、肺から取り込んだ酸素の供給だけでは追いつかなくなり、酸素の不足した状態でエネルギーを生み出す機構に変っていく。この状態での運動が無酸素運動で、エネルギー源は主に筋肉中に蓄えられているグリコーゲン（図 5-7）である。この運動を続けていくと疲労素の乳酸が溜まり、しばらくすると筋肉が動かなくなるので長時間続けることはできない。無酸素運動中でも有酸素的なエネルギーも使われているので、運動の負荷が弱くなるにつれて酸素の体内への取り込みが増え、有酸素運動の割合が増していく。

　無酸素運動には筋肉を鍛えたり、基礎代謝を高めたりする長所はあるが、その反面、運動中には多量の活性酸素が生じるので健康維持のための運動としては適していない。このことは、激しい運動を続けているスポーツ選手の寿命が、一般の人の寿命に比べて平均で6歳短いことからも支持される。無酸素運動には短距離ランニング、筋力トレーニング、重量挙げなどの激しい運動がある。

　混合運動は有酸素運動と無酸素運動が混在する運動で、それぞれの運動の長所と短所を備えもっているので、始める前にそれぞれの人の体力に適しているかどうかを見極めることが大切である。混合運動にはテニス、サッカー、ハンドボール、バスケットボールなど多くの球技が含まれる。

5.5.3.2 有酸素運動の健康に及ぼす効果

　有酸素運動の初期段階では、先に述べたように、血液中のグルコースが主なエネルギー源として使われるので、インスリンに頼ることなく血糖値を下げることができる。さらに運動開始後20分あたりからは、内臓脂肪や皮下脂肪がエネルギー源として使われるようになるので、余分な脂肪は減少し、血行がよくなり、栄養と酸素が体のすみずみまで速やかに運ばれる。その結果，新陳代謝は活発になり、若々しさは維持され、生活習慣病に罹りにくくなる。

　最近、骨格筋を内分泌器官として捉える新しい視点から、運動の効果が説明されるようになってきている。すなわち、運動の際に活動する骨格筋の細胞がさまざまな**サイトカイン**（免疫反応などによって細胞から分泌されるタンパク質）を産生し、血液中に分泌する。中でも多量に産生されるインターロイキン-6（IL-6）は、脂肪組織に対して脂肪分解の指令を出し、肝細胞に対してはインスリン抵抗性を改善し、血管内皮細胞に対しては炎症を引き起こすサイトカイン（TNF-α）の産生を抑制し、と多彩な働きをする。これらの働きが、肥満を防

ぎ、血糖値やコレステロール値を下げ、がんや動脈硬化を予防する。

さらに、私たちのからだの末梢器官の働きは、ストレスを受けると闘争・逃走反応を引き起こす交感神経系と、休息・消化反応を引き起こす副交感神経系からなる自律神経系によって**ホメオスタシス（生体恒常性）**が保たれている。しかし、福島第一原発事故による被災地での生活を余儀なくされている人々のように、恐怖や怒り、不安感やストレスが長期間続くと、交感神経の興奮が継続し、次第に自律神経系の調整機能が低下し、ホメオスタシスが保てなくなり、**自律神経失調症**に陥る。また、長期間にわたるストレスは、先にみたように、体内に多量の活性酸素を産生し、がんのリスクを高める。

このような状態の人が運動をすると、運動中は交感神経が優位に働き、心拍数は増加して血圧は上昇するが、運動後は比較的早く副交感神経が優位になり元の状態に戻るので、運動によって強制的に自律神経系のバランスを整えることができ、自律神経失調症の改善につながる。また体を動かすことで体内に溜まっている余分なエネルギーを発散させストレスの解消にもつながり、元の健康状態を取り戻すことが可能になる。

5.5.3.3 運動が予防するがん

現在、大腸がんは胃がんに次いで2番目に罹患者数の多いがんであるが、今後数年のうちに胃がんを抜いて最も多くなることが予測されている。この急増する大腸がんの予防に運動が大きな効果を発揮し、とくに結腸がんのリスクは平均40〜50％下がるといわれている（米国国立がん研究所）。その理由の一つに運動で腸管の活動が高まることによって便がスムーズに排泄され、さまざまな発がん物質の腸内に留まる時間が短くなることがあげられている。

さらに、運動には体内のさまざまなホルモンの分泌を変える作用があるので、ホルモン依存性の乳がんや前立腺がんのリスクを下げる効果も期待できる。

乳がんの罹患数は女性の全てのがんの中で1位を占め、その発生と増殖には性ホルモンのエストロゲンの関与が指摘され、運動はエストロゲンの代謝経路に影響を与え、内因性エストロゲン濃度を低下させることで乳癌のリスクを減少させる。具体例として、1週間に平均3.8時間以上の運動をしている女性の乳がんのリスクは経産婦で0.28倍、未経産婦で0.73倍になっている。

前立腺がんは米国では男性のがん罹患率で第1位、わが国でも食生活の欧米化などの変化に伴い増加の一途をたどっている。前立腺がんは男性ホルモンによっ

て成長する。米国人の65歳以上の男性で、週に最低3時間以上、活発な運動をする人は、ほとんど運動しない人に比べて前立腺がんで死亡する危険率が70%も低くなる（米ハーバード大調査）。

5.5.4　がんの原因となる感染性因子の防御

がんによる死亡を部位別に比較すると男性では肺がん（22.3%）、胃がん（17.2%）、肝がん（12.5%）、大腸がん（11.1%）の順で、一方、女性では、大腸がん（14.6%）、胃がん（14.2%）、肺がん（12.3%）、肝がん（8.7%）の順になり、子宮がんは4.3%である（2003年）。

これらのうちで男性のがんの55%、女性のがんの30%は予防可能なリスク要因によるものであり、男性のリスク要因の1位は、先に述べた喫煙であり、女性の1位はこれから述べる**感染性因子**である。これらの因子によるがんのリスクは放射線被曝によるリスクに比べて格段に高いが、除菌やワクチン接種などを行うことで予防可能である。

5.5.4.1　ヘリコバクター・ピロリ

ヘリコバクター・ピロリ（*Helicobacter pylori*：**ピロリ菌**）は2～3 × 0.45 μmの大きさのらせん状をした細菌で、4～8本のしっぽをヘリコプターのように回転させて移動することからこの名が付けられた。ピロリ菌は自らが産生した**ウレアーゼ**（尿素を二酸化炭素とアンモニアに分解する酵素）で胃粘液中の尿素からアンモニアを産生し、その塩基性で局所的に胃酸（pH 1～1.5）を中和し、定着できる環境をつくっている。

胃粘膜に定着したピロリ菌は毒素を出し続け、それが胃粘膜に損傷を与え、萎縮性胃炎、胃潰瘍などを経て胃がんに導く。ピロリ菌感染陽性者の胃がんリスクは、陰性者の5倍ともいわれ、WHO国際がん研究機関は「ピロリ菌をもっとも危険の高い部類の発がん因子」と規定している。

現在、**胃がん**は男女ともに減少傾向にあり、その理由の一つにピロリ菌の除菌が進み、感染者が減っていることがあげられている。さらに近年、さまざまな**ファイトケミカル**（果物や野菜などに含まれている栄養素以外の機能性成分）を含む食品にピロリ菌の抑制効果が見出され、それらの新鮮な食品の摂取も胃がんの減少に貢献していると考えられる。

5.5.4.2　B型肝炎ウイルスおよびC型肝炎ウイルス

　わが国の肝がんによる死亡者数は1975年以降急増し、2009年には約3万3,000人が死亡し、肺がん、胃がんに次いでがん死亡の第3位を占めている。肝がんの原因の約80％は**C型肝炎ウイルス**（Hepatitis C virus：HCV）の感染であり、感染者のうちの70％はキャリアになり、放置すれば、その後65～70％は慢性肝炎、肝硬変を経て肝がんに進行する。C型肝炎患者の肝がんに罹る割合はそうでない人の約500倍といわれている。

　肝がんの他の原因に**B型肝炎ウイルス**（Hepatitis B virus：HBV）の感染がある。HBV感染者の95％は自然治癒するので、キャリアのうち5％が慢性肝炎、肝硬変、肝細胞がんに進行する。B型肝炎患者の肝がんに罹る割合はそうでない人の100倍といわれている。

　肝炎ウイルスの主な感染経路は血液を介してであり、かつては輸血や血液製剤などによる感染が多かったが、現在は、汚染された注射針を使用しての麻薬や覚醒剤などの薬物乱用、入れ墨、医療従事者の針刺し事故などが主な感染源になっている。

　肝炎ウイルスに感染していることが明らかになった場合には、インターフェロン製剤等の治療によって完治できるので、早期に適切な医療を受けることが大切である。

5.5.4.3　ヒトパピローマウイルス

　女性特有のがんの中で**子宮頸がん**は乳がんに次いで多いがんである。子宮頸がんの主な原因は、皮膚や生殖器などにイボをつくる**ヒトパピローマウイルス**（Human papilloma virus：HPV：ヒト乳頭腫ウイルス）である。HPVの感染は性行為だけでなく皮膚の接触でも起こり、女性の約80％は知らないうちに罹っているが、大半の人は免疫力によってウイルスを消滅させるので大事には至らず、2～3年の経過で自然に治癒する。しかし、免疫機能の低下や大量のウイルスによる感染などで、残ったウイルスが細胞中に入り、そのうちの一部が前癌病変の腫瘍細胞に変わる。この細胞に喫煙などのさまざまな因子が作用し、数年～数十年の潜伏期を経て子宮頸がんが発生する。

　子宮頸がんは30代までの若い患者に多いのが特徴で、無症状のまま進行するので手遅れになりがちな病気であるが、HPVワクチン接種で約70％の子宮頸がんを予防でき、しかも、早期に治療すれば完治できるので、若いうちからの定期

5.5.4.4　ヒト白血病ウイルス1型

ヒト白血病ウイルス1型（Human T-lymphotropic virus1；HTLV-1）は成人T細胞白血病（ATL）などを発症させるウイルスである。国内のキャリアは100〜200万人といわれ、生涯を通してATLを発症する危険率は2〜6%程度である。HTLV-1の感染は、正常な人のリンパ球がHTLV-1に感染したリンパ球に輸血、性交、授乳などを通して直接接触したとき起こる。現在の主な感染経路は、母乳を介して母親からの子どもへの母子感染が6割以上を占め、性交渉による感染が約2割と推定されている。

このウイルスの特徴は感染から発症までの潜伏期間が40〜60年と非常に長く、成人で初感染した場合は発症せずに寿命を迎えることがほとんどである。また母親がキャリアであることに気づかず子どもを母乳で育て、数年後に発症して初めて、わが子への感染を知るケースも多々ある。そこで子どもへの感染防止として、妊婦の健康診断にHTLV-1抗体検査を実施し、陽性の妊婦には人工栄養に切りかえるなどの授乳指導を取り入れている自治体もある。ATLの治療には化学療法や造血幹細胞移植が行われるが、標準的な治療法は未だに確立していない。

以上述べた感染因子のウイルスによるがんの発生は、ウイルスが感染と伝播を繰り返しながら、宿主の遺伝子の一部を持ち出したり、別の細胞に持ち込んだりすることによって、がん遺伝子の活性化やがん抑制遺伝子の不活性化を誘導することによると考えられる。子どもが親と同じがんに罹るのは、家庭内でのピロリ菌やウイルス感染が原因と疑われるケースが多いので、親の責任として、これらのことを十分に理解し、適切に対応していくことが求められる。

章末問題

5.1　がん細胞の特徴を述べよ。
5.2　がんの発生メカニズムとしての多段階発がんについて述べよ。
5.3　多段階発がんのイニシエーターとプロモーターの作用の違いを述べよ。
5.4　がん発生に関与している2つの遺伝子について説明せよ。
5.5　メイラード反応（糖化反応）の本質を説明し、がんの発生とのかかわりを

述べよ。
- **5.6** 原爆のように一時的な高線量被曝で発生するがんについて述べよ。
- **5.7** 低線量被曝によるがんのリスクに関して提唱されている 3 つの仮説を述べよ。
- **5.8** 甲状腺がんならびに白血病の主な原因とみなされている放射性核種を説明せよ。
- **5.9** 放射線被曝により発生するがんの一つの乳がんについて述べよ。
- **5.10** 乳がんの高リスクである家系因子をもつ女性の被曝に対しての注意点を述べよ。
- **5.11** 原発事故の被災地の人々が、とくに、摂取に心がけたいミネラルについて述べよ。
- **5.12** 生体内で産生されるスカベンジャーにとってのミネラルの重要性を述べよ。
- **5.13** 炭水化物の過剰摂取がもたらす健康被害について述べよ。
- **5.14** タンパク質の過剰摂取がもたらす健康被害について述べよ。
- **5.15** 脂質分子の中で活性酸素の攻撃を受けやすい場所を示し、がんのリスクとのかかわりを述べよ。
- **5.16** 外から取り入れるスカベンジャーについて説明せよ。
- **5.17** 原発事故の被災地の人々にとって、食物繊維の摂取が大切である理由を述べよ。
- **5.18** 食事制限ががんの予防に役立つ理由を述べよ。
- **5.19** がんによる死亡の最大の要因の一つである喫煙について述べよ。
- **5.20** タバコの煙に含まれている代表的な発がん物質を挙げよ。
- **5.21** 有酸素運動のがん抑制効果について説明せよ。
- **5.22** 予防可能ながんのリスク要因の一つの感染性因子について説明せよ。

COLUMN 3

■ がん細胞の不死化

　がん細胞の特徴の一つの細胞の不死化に関して、最近明らかになった知見を紹介しておく。

　私たちのからだは1個の受精卵から出発し、細胞分裂を繰り返しながら成長し、成人になる頃には約60兆個の細胞になるが、その後も、分裂を繰り返し、新陳代謝や再生のために必要な細胞を補充し続けている。これらの細胞は、次世代に命を託す生殖細胞を除いて、全てが体細胞である。この体細胞をからだから取り出して人工的に培養すると、50〜70回分裂を繰り返すが、それ以上は分裂しなくなる。

　細胞が分裂を停止する理由として次のように考えられている。体細胞に含まれている染色体（DNAが折りたたまれたもの）の末端には**テロメア**と呼ばれる領域があり、そこには約10,000塩基対の特殊な塩基配列（-TTAGGG-）の繰り返しからなるテロメアDNAが結合している。このDNAには染色体を保護する役割があるが、その塩基配列は細胞が分裂するたびに50〜150塩基ずつ短くなり、ある一定以下の長さになると染色体を保護することができなくなるので細胞分裂は停止する。

　一方、がん細胞ではテロメアDNAの塩基を合成する逆転写酵素（テロメラーゼ）が活性化し、細胞分裂で短くなった部分の塩基を補充し、テロメアDNAの長さを一定に保つことができるようになっているので、がん細胞は無限に分裂を繰り返し生き続けることができるのである。実際に、肺がん患者の80％、食道がん患者の95％にテロメラーゼの活性化が観察されている。このことを逆にとらえて、テロメラーゼの活性化を抑えることでがん治療につなげようとする研究も進められている。

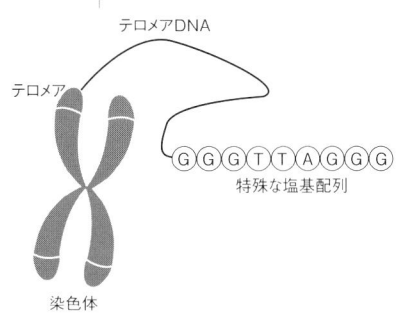

テロメアDNA
テロメア
GGGTTAGGG
特殊な塩基配列
テロメアとテロメアDNA　染色体

付録

用　語　86

単位の表記　93

参考文献　94

ミュゼ・キュリーへの手紙

故マリー・キュリー先生へ

今日、先生が基礎を確立なさった放射線の講義を受けてきました。

　先生が命を削って成し遂げられたラジウム、ポロニウムの発見の偉業は、今世紀の原子力・核の時代の幕開けを告げ、今日、さまざまな形で私たちの生活に重大な影響をもたらしています。

　原子力技術の発展の速さに私たちの知恵が追い付かず、使い道を誤って、原子力の秘めている膨大なエネルギーや放射線による想像を絶する惨事を招いています。

　先生のご存じなかった放射線の恐怖は、先生が白血病に倒れられ、1934年、この世を去られたことからも明らかになっています。長年の研究生活を通して大量に放射線を浴びられたことは、今日でも、先生の研究ノートは防護服なしでは触れられない強い放射線を出し続けていることからも推察されます。

　一方で、先生のお仕事は、画像診断装置や、ラジオアイソトープを病気の診断や治療に用いる核医学を通して、全人類の医療・福祉の分野で欠かせない手段となっています。

　先生は、以前、自らが催された少年少女のための「理科の実験」のなかで「何かを行う際には十分に準備をすること」の大切さを説いておられます。今日の講義が新たな放射線医学を修める第一歩になることをご報告いたします。

　　　　　　　　　　　　　　　　　　　　　　　　　　　一学生より

付録

用　語

アイソトープ（isotope）

　アイソトープの発見は、イギリスの物理学者ジョゼフ・ジョン・トムソン（Joseph John Thomson）が、1913年、陽極線の構成要素を調べている過程で、イオン化したネオンの電磁場での写真乾板に2種類の偏向放物線が描かれていることを見出し、ネオンには2種類の質量の原子（ネオン20とネオン22）の存在を示した。

　今日では、アイソトープとは原子番号が同じで中性子数の違いにより、質量が異なる核種（同位体）のことで、^{13}Cのような安定同位体と^{14}Cのような不安定で放射線を出して崩壊する放射性同位体がある。

アポトーシス（apoptosis）

　細胞死はネクローシス（necrosis）とアポトーシス（apoptosis）に大別される。ネクローシス（壊死）は感染、物理的破壊、化学的損傷などにより、細胞は膨張し、破壊し、内容物が放出される病理的な死である。

　一方、アポトーシスは細胞の萎縮や断片化、細胞質の凝集、核の凝縮や断片化などをともなうが、細胞の内容物は、マクロファージなどの食細胞によって除去されるので、内容物が放出されない、遺伝子で決められた生理的な細胞死である。ヒトの生体内で細胞はほとんどがアポトーシスによって死に至る。

遠心分離法（centrifugation）

　遠心分離法の原理は明らかになっているが、濃縮全体のシステムには各国の独自の技術が使われ、核拡散防止や商業上の観点から厳重な機密保持がなされているので、各国間での技術交流はなく、他国へ技術導入を行う際にも、濃縮用機器は輸入国が一切内部の構造をみることができないブラック・ボックスとすることで技術の流出を防いでいる。

　遠心分離機で用いられるウランは気体の六フッ化ウランであり、ウラン精鉱（イエローケーキ）から次の4段階を経てつくられる。

① イエローケーキを硝酸に溶解し、三酸化ウラン（UO_3）を生成する。

② 反応炉中の三酸化ウランに水素を吹き込んで二酸化ウラン（UO_2）を生成する。
③ 二酸化ウランにフッ化水素ガスを吹き込み四フッ化ウラン（UF_4）を生成する。
④ 最後に、四フッ化ウランにフッ素を反応させ六フッ化ウラン（UF_6）に導く。

　このようにして生成した六フッ化ウランガスを遠心分離機の回転胴に注入し、超高速で回転することで重力の何千倍もの強さの遠心力が働き、外側で重いウラン238の割合が高くなり、中心部で軽いウラン235の割合が高くなるので、中心部から六フッ化ウランガスを抜き取ることで濃縮ウランが得られる。

オゾンホール（ozone hole）

　大気中10〜50 km上空の成層圏にあるオゾン層（O_3）は太陽からの有害な紫外線を吸収することで、地上の生態系を保護し、また地球の気候にも大きな影響を及ぼしている。

　南極や北極上空のオゾン層は春にはその濃度を減少し、オゾン層の破壊された部分は穴が開いたようにみえることからオゾンホールといわれる。

　オゾンホールの主な原因は、冷蔵庫やエアコンの冷媒であるフロンガスや消火用のハロンガスが紫外線による分解で生成した塩素ラジカル（Cl·）であると考えられている。

　塩素ラジカルはオゾン（O_3）と反応して一酸化塩素ラジカル（ClO·）と酸素を生成し、さらに一酸化塩素ラジカルはO_3と反応して元の塩素ラジカルと酸素を生成し、連鎖反応を誘発する。それゆえ、1個の塩素原子は約10万個のオゾン分子を破壊すると考えられている。

　強度の紫外線は皮膚がんの原因であり、オゾン層の破壊で紫外線が10%増えると、男性で19%、女性で16%の皮膚がんが増えるといわれている。

核医学（nuclear medicine）

　スウェーデンの化学者で"核医学の父"いわれるG. ヘベシー（Georg von Hevesy）は1913年に放射性同位体をトレーサーとして用いる技術を開発した。

　1930年代に入るとアメリカのE. ローレンス（Ernest Orland Lawrence）がサイクロトロン装置を建設し、これを用いてさまざまなRI（ラジオアイソトープ）の製造が始まった。

　1936年以降、RIが病気の治療や診断に広く応用され、核医学という新しい分

野が急速に発展した。今日、核医学は放射性同位元素やその化合物の生体内（*in vivo*）や試験管内（*in vitro*）での挙動を追跡し、診断・治療を行う医学の重要な一分野になっている。

核医学検査（radioisotope examination）

核医学検査は、アイソトープ検査やRI検査とも呼ばれ、微量の放射性同位元素（^{67}Ga、^{99m}Tc、^{111}In、^{123}I、^{131}I、^{133}Xe、^{201}Tlなど）で標識した薬品を使って、病気の有無を調べる検査方法である。

ある特定の臓器や組織に強い親和性をもつ薬剤を選び、それに目印としてアイソトープをつけて患者に投与し、目的とする臓器からの放射線を専用のカメラで撮影する。その画像を専門医が解析し、臓器の形や働きを調べ病気の有無を判定する。

確定的影響（deterministic effects）

放射線の確定的影響は、しきい値（組織を維持している細胞集団に臨床診断で放射線損傷の症状が認められる最小線量）のある組織障害であり、線量が大きいほど重篤な障害を生じる。

確定的影響では、線量が100 mGy程度までは臨床症状がみられないが、1 Gy（1,000 mGy）程度以上になると、不妊、白内障、急性被曝時の嘔吐、脱毛などの身体的影響が現われると考えられている。

確率的影響（stochastic effects）

確率的影響には、しきい値はなく被曝量に比例するとされ、放射線で損傷を受けたどれか1個の体細胞が原因になると考えられる発がんと、損傷を受けた1個の生殖細胞が原因になる遺伝性疾患がある。

確率的影響では、100 mSv程度以上で統計的に有意（偶然ではない）に増加が確認されているヒトの発がん（固形がんと白血病）と、実験動物で有意に増加が確認される遺伝的影響（先天異常）などが考慮される。

がん遺伝子（oncogene）

正常な細胞性遺伝子の変化で生じたがん遺伝子は細胞の増殖を促進したり、細

胞死を抑制したりする働きをもち、その働きが異常に強くなると、細胞増殖のアクセルが踏まれたままの状態になる。

がん遺伝子 *myc* は DNA に結合することで 1 個の細胞当たりの遺伝子の数を増やし、それらの遺伝子でつくられるタンパク質も増えすぎて、際限ない細胞増殖を引き起こす。

がん遺伝子 *ras* は、さまざまなシグナル伝達系にかかわっているので、特定の場所に傷がつくと転写や細胞増殖の働きが過剰になり、際限ない細胞増殖を引き起こす。

このようにがん遺伝子の作用はさまざまであるが、特定のタンパク質の働きを異常に強めることで、がんにつながる増殖異常を引き起こすと考えられている。

がん抑制遺伝子（tumor suppressor gene）

正常細胞とがん細胞を掛け合わせて出来上がった細胞はがんにはならない。これは正常細胞にはがんを抑制する遺伝子があり、その働きで細胞のがん化を防いでいるからである。

このような働きをする遺伝子をがん抑制遺伝子といい、さまざまな種類が知られている。なかでも *p53* がん抑制遺伝子は DNA 障害の蓄積を監視する因子として機能し、有害量の放射線や紫外線で高いレベルの *p53* の発現を誘導し、細胞の増殖を停止する。

がん抑制遺伝子が欠損すればがん化が起こるので、がんで最も高頻度に変異がみられるがん抑制遺伝子は *p53* である。

本文でもふれたが、乳がんの家系による高危険因子はがん抑制遺伝子（*BRCA1*、*BRCA2*）の変異によるものである。

ゲノム（genome）

ゲノムは遺伝子（gene）と染色体（chromosome）を合わせた造語であり、その概念は、1920 年にドイツの植物学者ハンス・ヴィンクラー（Hans Winkler）によって提唱された。

今日、ゲノムは、ある生物種の個体全体を完全な状態に保つために必要な遺伝情報の 1 セットと表現される。

ヒトに関していえば、ゲノムは約 30 億塩基対からなり、これらの塩基配列の

うちで、タンパク質の生成にかかわっていると考えられる推定遺伝子領域は約29,000あり、これらの遺伝子から約10万種類のタンパク質が生成される。

多価不飽和脂肪酸（polyunsaturated fatty acid）

多価不飽和脂肪酸は、不飽和結合を2つ以上含む脂肪酸で、体内では合成されないので食べ物から摂る必要のある必須脂肪酸である。

主な多価不飽和脂肪酸には二重結合の位置の違いによってω-3系列とω-6系列がある。健康な人ではω-6系多価不飽和脂肪酸とω-3系多価不飽和脂肪酸の摂取比は4：1程度が理想であるといわれている。

ω-3系列のドコサヘキサエン酸（DHA）の構造式とそれを表す数値表現を下記に示す。

$CH_3CH_2CH=CHCH_2CH=CHCH_2CH=CHCH_2CH=CHCH_2CH=CHCH_2CH=CH(CH_2)_2COOH$
数値表現：22：6（n-3）

数値表現での22は全体の炭素原子の数（22個）、次の6は二重結合の数（6個）、最後のn-3はメチル末端（左端）から最初の二重結合の位置（3番目）を表す。

長寿遺伝子（longevity gene）

長寿遺伝子の一つのサーチュイン遺伝子は単細胞の酵母から、線虫、ショウジョウバエ、ヒトまで広く分布し、ヒトを含む哺乳類では*Sirt1*～7の7種類がみつかっている。

普段は働いていないサーチュイン遺伝子を活性化するには、①適度の運動、②カロリーの制限、③レスベラトロール（ブドウなどに含まれているポリフェノール）の摂取、があげられている。

サーチュイン遺伝子の活性化で合成されるタンパク質（サーチュイン）はヒストン脱アセチル化酵素であり、ヒストンとDNAの結合に作用することで遺伝的な調節を行い、寿命を延ばすと考えられている。

放射線ホルミシス（radiation hormesis）

1978年、ミズーリ大学の生化学者、トーマス・D・ラッキー（Thomas Donnell Luckey）は、低線量の放射線照射は生物の成長・発育の促進、繁殖力の

増進および寿命の延長という効果（ホルミシス効果）をもたらすと主張し、その後、放射線ホルミシスの研究が盛んに行われた。

しかし、現在までのところ、放射線ホルミシスは十分に証明され確立された現象ではなく、被曝はできるだけ避けることが大原則である。

放射線検出器（radiation detector）

ガイガー・ミュラー（GM）計数管は、高電圧下で封入したガス管に放射線が当たると電離作用で生じた陽イオンは陰極で瞬間的なパルス電流を発生させるので、そのパルス数から放射線量を計測する装置である。α線やβ線を検出できるので、表面汚染測定に適している。

シンチレーション検出器は放射線が当たると物質の構成原子が励起され、短時間で励起エネルギーに相当する蛍光を発しながら元の状態に戻る。このときの発光を測定することで放射線量を求める装置である。とくにγ線の検出に適しているので、ホールボディカウンターなどに使用されている。

半導体検出器は、シリコンやゲルマニウムなどの半導体の固体の電離作用を利用したもので、シンチレーター（シンチレーション検出器の検出部）より高いエネルギー分解能をもち、小型化が容易であるので電子式ポケット線量計などに使われる。

フィルムバッジは、個人の外部被曝線量を測定するための線量計の1種で、放射線検出用の写真フィルムの小片を適当なフィルターを装備したケースに収めたもので、フィルムが放射線（X線やγ線）をあびると黒化する性質を利用し、その黒化の度合から線量を測定する最も古くから使われている線量計で、放射線医療従事者などで使用されている。

ホメオスタシス（homeostasis）

ホメオスタシス（生体恒常性）は生体の内部や外部の環境因子の変化にかかわらず生体の状態が一定に保たれるという生物のもつ重要な性質の一つで、アメリカの生理学者 ウォルター・B・キャノン（Walter Bradford Cannon）によって提唱された。

恒常性が保たれるためには環境因子の変化に対して、それを元に戻そうとする作用（負のフィードバックシステム：血圧、血糖、体温など）と、特殊な場合と

して、その変化を増強する作用（正のフィードバックシステム：排卵、出産、血液凝固など）が働く。これらの作用には、主に間脳に位置する視床下部がかかわり、その指令の伝達は自律神経系や内分泌系が担っている。

　放射線被曝などで、強いストレスや不安、恐怖などを受けると自律神経が乱れ、視床下部に負担がかかり、ホメオスタシス機能が作用しなくなり、不調を引き起こす原因になる。

単位の表記

国際単位系接頭語、漢数字表記、十進数表記

	国際単位系		漢数字表記	十進数表記
10^{18}	エクサ	E	百京	1,000,000,000,000,000,000
10^{15}	ペタ	P	千兆	1,000,000,000,000,000
10^{12}	テラ	T	一兆	1,000,000,000,000
10^{9}	ギガ	G	十億	1,000,000,000
10^{6}	メガ	M	百万	1,000,000
10^{3}	キロ	k	千	1,000
10^{2}	ヘクト	h	百	100
10^{1}	デカ	da	十	10
10^{0}			一	1
10^{-1}	デシ	d	十分の一	0.1
10^{-2}	センチ	c	百分の一	0.01
10^{-3}	ミリ	m	千分の一	0.001
10^{-6}	マイクロ	μ	百万分の一	0.000 001
10^{-9}	ナノ	n	十億分の一	0.000 000 001

付録

参考文献

水野倫之・山崎淑行・藤原淳登:"福島第一原発事故と放射線　NHK出版新書",NHK出版 (2011).
北村行孝・三島勇:"日本の原子力施設全データ",講談社 (2011).
小出裕章:"原発のウソ　扶桑社新書",扶桑社 (2011).
近藤宗平:"人は放射線になぜ弱いのか　第3版",講談社 (2011).
武田邦彦:"原発大崩壊！ 第2のフクシマは日本中にある　ベスト新書",ベストセラーズ (2011).
放射線医学総合研究所監修:"ナースのための放射線医療",朝倉書店 (2002).
25 years after Chornobyl accident SAFETY FOR THE FUTURE. National Report of Ukraine (2011).
日本化学会　編:"活性酸素種の化学",学会出版センター (1990).
日本化学会　監修　高柳輝夫・大坂武男　編:"活性酸素",丸善株式会社 (1999).
佐藤　了・日野幸伸　訳:"生体膜と細胞活動　第3版",培風館 (1991).
矢野一行・若松英雄:"赤外・近赤外分光法の臨床医学への応用",真興交易医学書出版部 (2008).
瀬名秀明・太田成男:"ミトコンドリアと生きる",角川書店 (2000).
大山ハルミ・山田　武:"細胞の自殺―アポトーシス",丸善株式会社 (1995).
堀田康雄:"細胞周期",東京大学出版会 (1987).
中村桂子・藤山秋佐夫・松原謙一　監訳:"Essential 細胞生物学",南江堂 (1999).
藤本大三郎:"コラーゲン物語",東京化学同人 (1999).
米田文郎・小倉治夫・富士　薫:"生命有機化学",講談社サイエンティフィク (1994).
伊därfell俊洋・他　訳:"生命科学のための基礎化学　有機・生化学編",丸善株式会社 (1995).
西村紳一郎・畑中研一・佐藤智典・和田健彦:"生命高分子科学入門",講談社サイエンティフィク (1999).
西村暹　編:"発がん",化学同人 (1985).
児玉昌彦:"がん化のメカニズム―なにが細胞を暴走させるか―",読売新聞社 (1987).
日本分子生物学会　編:"細胞癌化の分子機構",丸善株式会社 (1989).
阿部達生・三澤信一:"がんの細胞生物学",医学書院 (2000).
日本脂質栄養学会　監修　高田秀穂・浜崎智仁・奥山治美編:"脂質と癌",学術出版センター (2000).
Zablotska LB et al.: Radiation and the Risk of Chronic Lymphocytic and Other Leukemias among Chornobyl Cleanup Workers. Environ Health Perspet Online, 8 November, 2012.
東京大学生命科学教科書編集委員会:"理系総合のための生命科学　第2版",羊土社 (2010).
田中平三:"日本人の食事摂取基準　2013年版",医歯薬出版株式会社 (2013).
前田如矢:"あなたのからだを守る健康医学小事典",PHP研究所 (1993).
植村慶一・江指隆年・野村正彦・高安正勝・出口宝・遠山尚:"医師がすすめるミネラル健康読本Q&A",丸善株式会社 (2005).
Colman RJ et al.: Caloric restriction delays disease and mortality in rhesus monkeys. *Science*, **325**: 201-204, 2009.
"がんの統計 '13",国立がん研究センター　がん対策情報センター (2013).

索引

あ 行

アイソトープ　5
青森県六ヶ所村再処理工場　12
悪性化　45
悪性腫瘍細胞　52
悪性転換　52
悪玉菌　71
悪玉リポタンパク質　69
アセチル補酵素A（アセチルCoA）　68
アデニン（A）　42
アデノシン三リン酸（ATP）　44
アポトーシス（自殺）　52
アマドリ化合物　52
アミノ酸　65
アルギン酸　71
アルコキシラジカル（RO・）　35
α（アルファ）-1, 4 結合　64
α（アルファ）-1, 6 結合　64
アルファ（α）線　8
イオン結合　40
胃がん　79
異形成腫瘍細胞　51
一次X線　25
一重項酸素（$^1O_2$）　35
イニシエーション（起始）　51
イニシエーター（起始剤）　51
医療被曝　23
インターロイキン6（IL-6）　77
ウクライナ政府報告書（2011年）　27
ウラシル（U）　42
ウラン型原子爆弾　27
ウラン235　12
　　　──の核分裂連鎖反応　13
ウラン燃料　12
ウラン濃縮技術　12

ウレアーゼ　79
エイコサペンタエン酸（EPA）　68
疫学調査　28
S期　43
X線管　23
MOX燃料　12
M期　43
塩基損傷　36
遠心分離法　13
汚染放射線物質の半減期と成人の実効線量係数　21
オゾン（O_3）　35
オゾン層　38
オゾンホール　38
ω（オメガ）-3 脂肪酸　68
ω（オメガ）-6 脂肪酸　68

か 行

外部被曝　20
核酸塩基　41
核燃料　12
核分裂爆弾の開発　16
核分裂連鎖反応　12, 13
過形成腫瘍細胞　51
過酸化脂質　41
過酸化水素（H_2O_2）　35
可視光線　37
カタラーゼ　46
活性酸素　34
　　　──の発生　36
ガラス固化体　15
ガラスバッジ　26
カルシウム　63
がん　50
がん遺伝子（PDGFB, MYC）　52

がん細胞化　52
がん細胞の不死化　83
がん死亡数と喫煙率　74
がん死亡率の比の相対リスク　54
感染因子　79
肝臓がん　54
がんの発生メカニズム：多段階発がん　50
ガンマ（γ）線　8
がん抑制遺伝子
　──（*BRCA1*と*BRCA2*）　59
　──（*p53*、*Rb*）　52
キチン　71
キトサン　71
吸収線量　9
休息・消化反応　78
吸入被曝　21
虚血状態　39
禁煙　73
グアニン（G）　42, 44
空間放射線量率　20
クラスターDNA損傷　36
グリコーゲン　63, 64
グルカン　71
グルコマンナン　71
グルタチオンペルオキシダーゼ（GPX）　46, 60
グレイ（Gy）　9
経口被曝　21
携帯放射線測定器（サーベイメーター）　20
血小板　49
結腸がん　78
ゲノム（遺伝子の完全なセット）　51
けん化性脂質　67
原子番号　3
原子量　2
原子力発電所　12
原子力発電の今後　18
抗酸化物質（スカベンジャー）　39
甲状腺　30
甲状腺がん　57

甲状腺髄様がん　57
甲状腺乳頭がん　57
甲状腺ホルモン（トリヨードサイロニンT_3、
　サイロキシンT_4）　57
甲状腺未分化がん　57
甲状腺濾胞がん　57
高線量地　23
高線量放射線被曝によるがん　54
高速水素原子　9
好中球　35
高密度リポタンパク質（HDL）　69
高レベル放射性廃棄物　14
国際原子力機関（IAEA）　31
国際原子力事故評価尺度（INES）　26
五炭糖　42
子どもの被曝　30
コラーゲン　53
コルチゾール　38
コレステロール　68
混合運動　76

さ行

サーチュイン遺伝子　73
サーチュインファミリー　73
最外殻電子　4
再処理　12
サイトカイン（TNF-$α$）　77
細胞周期　43
細胞小器官　39
細胞分裂　43
細胞膜　40
酸化ストレス　46
三重水素　5
残留放射線　27
C型肝炎ウイルス（Hepatitis C viruse：HCV）
　80
G_2期　43
CTスキャン（コンピューター断層撮影）　24
シーベルト（Sv）　10

G_1期　43
紫外線　37
紫外線照射による活性酸素　37
しきい値仮説　56
しきい値なし仮説（LNT仮説）　56
子宮頸がん　80
脂質の摂取　67
自然被曝　22
実効線量係数　21
シトシン（C）　42
脂肪　67
周期表　3
じゅく状斑（アテローム斑）　67
受動喫煙　75
主流煙　75
消化器がん（食道がん，胃がん，大腸がん）　54
放射線量　9
使用済み核燃料　12
脂溶性ビタミン　69
初期放射線　27
食事制限　72
食事摂取基準（厚生労働省）　62
食品標準成分表　67
食物繊維　71
　　——の摂取　71
自律神経失調症　78
人工放射性元素　3
親水性分子領域　40
身体横断画像　24
水素結合　40
水素爆発　14
水溶性食物繊維　71
水溶性ビタミン　69
スーパーオキシドイオン（O_2^-）　35
スーパーオキシドジスムターゼ（SOD）　46
スカベンジャー（抗酸化物質）　46
　　——を含む食品　47
スタッキング　43

ステロイド　67
ストレス　38
ストロンチウム90　4，31
生活習慣因子によるがんのリスク　61
生活習慣病　72
成人T細胞白血病（ATL）　81
生体内で起こるメイラード反応　53
生物影響評価線量　10
セシウム137　4
　　——による慢性的な被曝　60
　　——半減期　31
　　——被曝による甲状腺のがんの発症　58
セルロース　63，71
セレン　59
遷移元素　4
潜在性腫瘍細胞　51
善玉菌　71
善玉リポタンパク質　69
前立腺がん　78
造影剤　25
族周期　4
組織荷重係数　10
疎水性炭化水素領域　40

た 行

多価不飽和脂肪酸の二重結合　41
タバコの煙　75
短鎖脂肪酸の合成　72
単純脂質　67
炭水化物（糖質）の摂取　63
タンパク質の摂取　65
チェルノブイリ原発事故　26
チミン（T）　42，44
中性子　8
中性子線　8
長期間ストレス　78
長寿遺伝子　73
DS02線量推定方式　27
DNA鎖切断　36

低線量被曝作業者の白血病リスク　58
低線量放射線の人体への影響　56
　　――被曝によるがん　55
低密度リポタンパク質（LDL）　69
低レベル放射性廃棄物　14
デオキシリボ核酸（DNA）　41
デキストリン　63
7-デヒドロコレステロール　63
テルペン　67
テロメア　83
電子　8
電磁波　9
天然放射性元素　3
デンプン　63
電離作用　8
糖　63
同位体　5
東海村核燃料加工施設内臨界事故　9
東京電力福島第一原発1～3号機　28
闘争・逃走反応　78
同族元素　4
ドコサヘキサエン酸（DHA）　68
トリチウム　5

な行

内部被曝　20
二酸化窒素（NO$_2$）　35
二次X線　25
二重らせん構造　42
乳がん　54, 59, 78
　　――の高危険因子　59
乳がん検診マンモグラフィー（乳房X線検査）　59
ヌクレオチド　42

は行

肺がん　54
白血球　49
白血病　54, 58
半減期　5
非イオン性吸着作用　71
B型肝炎ウイルス（Hepatitis B viruse：HBV）　80
非核燃料　13
ビタミンD　63
ビタミンの摂取　69
必須アミノ酸　65
必須脂肪酸　68
必須ミネラル　62
ヒト白血病ウイルス1型（Human T-lymphotropic virus1：HTLV-1）　81
ヒトパピローマウイルス（Human papilloma virus：HPV）　80
8-ヒドロキシデオキシグアノシン量測定　44
ヒドロキシルラジカル（・OH）　35
被曝　20
非必須アミノ酸　65
肥満とがん死亡率　73
広島・長崎の原爆による被爆　27
ピロリ菌　79
ファイトケミカル　79
ファストフード　72
ファン・デル・ワールス力　40
複合脂質　67
副流煙　75
不けん化性脂質　67
フコイダン　71
不対電子　35
不飽和脂肪酸　67
不溶性食物繊維　71
プルトニウム型原子爆弾　27
プルトニウム239　12, 31
プログレッション（進展）　51
プロトペクチン　71

プロモーション（促進） 51
プロモーター（促進剤） 51
フロンガス 38
分子間引力 40
ペクチン 71
ベクレル（Bq） 9
ベータ（β）線 8
ヘモグロビン 49
HbA1c（ヘモグロビン・エイワンシー） 52
ヘリコバクター・ピロリ（*Helicobacter pylori*） 79
ペルオキシラジカル（LOO·） 35
変異誘発効果 36
膀胱がん 54
放射線荷重係数 10
放射性元素 5
放射性セシウム（セシウム 137） 30
放射性同位体 5
放射性廃棄物 14
放射性物質 5
放射性ヨウ素（ヨウ素 131） 28
放射線 9
　──診断 24
　──治療 24
　──によるがんの種類 57
　──によるがんリスクの回避 61
　──の人体への影響 33
　──の単位 9
　──被曝による活性酸素 36
放射線医療業務従事者 25
飽和脂肪酸 67
ホメオスタシス（生体恒常性） 78
ホールボディカウンター 21
ホルミシス仮説 56

ま 行

マクロファージ 35

マンガン依存性スーパーオキシドジムスターゼ（MnSOD） 45
マンハッタン計画 16
ミトコンドリア 44
ミトコンドリア DNA（mtDNA） 45
ミネラルの吸収 63
ミネラルの摂取 62
無酸素運動（アネロビクス） 76
メイラード反応（糖化反応） 52
メルトダウン 28
免疫細胞 35

や 行

有酸素運動（エアロビクス） 76
UV-A（320-400 nm） 37
UV-C（100-280 nm） 37
UV-B（280-320 nm） 37
陽イオン交換作用 71
陽子 8
ヨウ素剤（ヨウ化ナトリウムやヨウ化カリウムの製剤） 30
　──服用基準 58
ヨウ素 131 5

ら 行

ラジオアイソトープ 5
ラジカル 35
卵巣がん 54
リボ核酸（RNA） 41
粒子線 9
緑黄色野菜 71
臨界状態 13
リン酸 42
リン脂質 40
　──二分子膜 40
炉心貫通 14
炉心溶融 14

著者略歴

矢野一行（やの かずゆき）

1972年3月 米国イリノイ大学大学院 PhD
2005年4月 埼玉医科大学名誉教授
専門：有機化学・化学発癌・機器分析
共著："赤外・近赤外分光法の臨床医学への応用―新しい診断技術を目指して―"
真興交易医書出版部（2008）

森口武史（もりぐち たけし）

1993年3月 近畿大学大学院 工学博士
1993年5月 東京工業大学資源化学研究所 研究生
1995年3月 埼玉医科大学医学部医学基礎 助手
1996年1月 埼玉医科大学医学部教養教育 講師
専門：有機化学・環境化学・医学教育

廣澤成美（ひろさわ なるみ）

1998年3月 女子栄養大学大学院 栄養学修士
1998年4月 北里大学薬学部／理化学研究所 研究生
2000年5月 埼玉医科大学医学部中央研究施設 助手
2006年2月 埼玉医科大学 医学博士
2007年4月 埼玉医科大学中央研究施設・機能部門 助教
専門：栄養学・生理学・環境科学

坂本安（さかもと やすし）

1980年3月 東京薬科大学薬学部衛生薬学科卒業
1985年4月 埼玉医科大学医学部第1生理学教室 助手
1989年5月 埼玉医科大学 医学博士
1990年9月～1992年3月 米国インディアナ州立大学 留学
1994年1月 埼玉医科大学医学部第1生理学教室 講師
2008年7月 埼玉医科大学中央研究施設・機能部門 教授
2010年4月 埼玉医科大学中央研究施設長
専門：薬学・病態生理学

大学講義 放射線医学――原子・分子から被曝・がん――

平成 26 年 11 月 30 日　発　行

著作者　　矢 野 一 行・森 口 武 史
　　　　　廣 澤 成 美・坂 本　　安

発行者　　池 田 和 博

発行所　　丸善出版株式会社
　　　　　〒101-0051　東京都千代田区神田神保町二丁目17番
　　　　　編集：電話 (03) 3512-3261／FAX (03) 3512-3272
　　　　　営業：電話 (03) 3512-3256／FAX (03) 3512-3270
　　　　　http://pub.maruzen.co.jp/

ⒸKazuyuki Yano・Takeshi Moriguchi・Narumi Hirosawa・
　Yasushi Sakamoto, 2014

組版印刷・製本／藤原印刷株式会社

ISBN 978-4-621-08872-2 C 3047　　　　　Printed in Japan

JCOPY 〈(社)出版者著作権管理機構　委託出版物〉
本書の無断複写は著作権法上での例外を除き禁じられています．複写される場合は，そのつど事前に，(社)出版者著作権管理機構(電話 03-3513-6969，FAX 03-3513-6979，e-mail：info@jcopy.or.jp)の許諾を得てください．

放射線の人体への影響・反応の種類・時間単位

```
放射線のエネルギー          物理的反応
      ↓                    （ピコ秒）
分子電離・励起・活性酸素の形成   化学反応
（直接作用・間接作用）        （マイクロ秒）
      ↓
   DNAの損傷
   ↙      ↘              生物学反応
DNA修復   DNA修復されず      （秒〜時間〜日）
アポトーシス    変異の蓄積
細胞分化障害
   ↓            ↓
 身体的影響    遺伝的影響
 ↙    ↘         ↓
急性障害 晩発障害   晩発障害      臨床症状
造血・消化管 不妊・奇形  がん      （日〜月〜年）
皮膚障害  白内障   白血病
   ↓       ↓        ↓
   確定的影響      確率的影響
```

放射線被曝による

部位	症状
皮膚	紅斑、脱毛
眼球	結膜炎、網膜炎、白内障、網膜
口腔	発赤、痛み
のど	痛み、声
食道	嚥下困難
肺	風邪、肺炎による
胃・腸	胃炎、腸
膀胱・前立腺	頻尿、排尿
子宮	下痢、頻尿
骨	痛み、骨

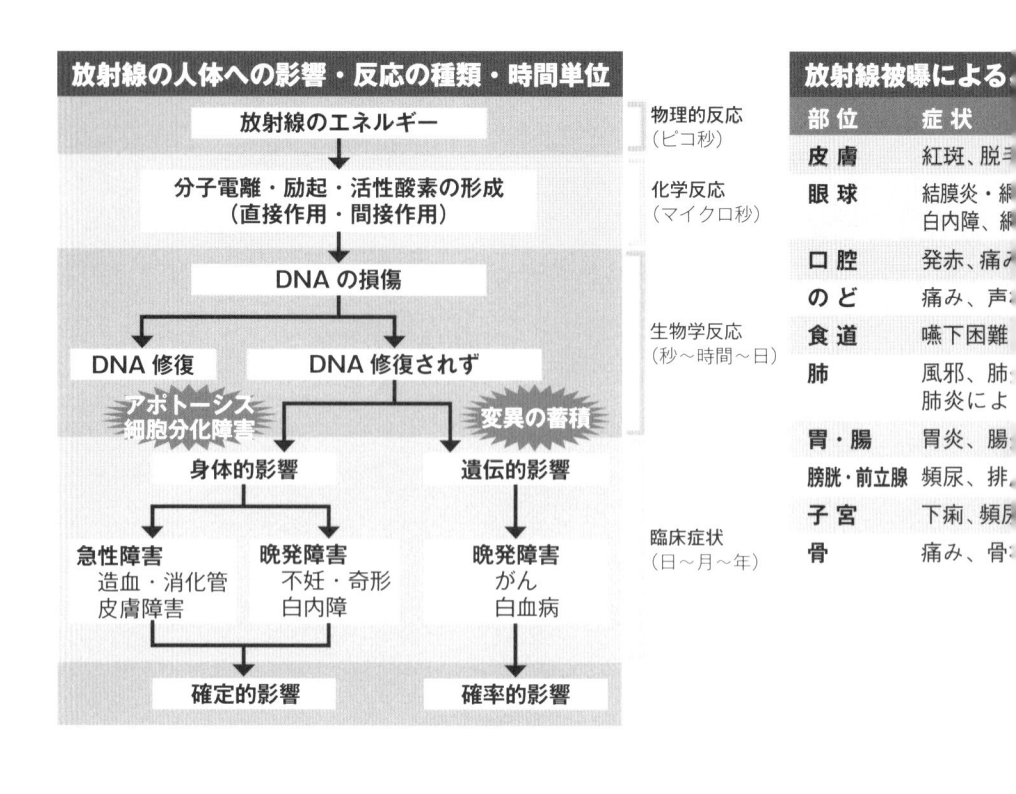

原発関係作業者の線量限度
（50mSv/1年、100mSv/5年）

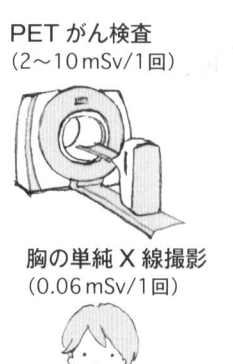

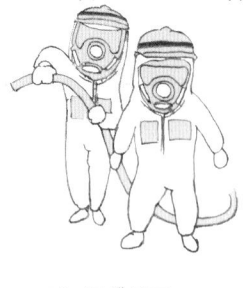

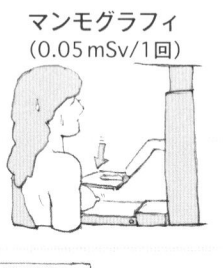

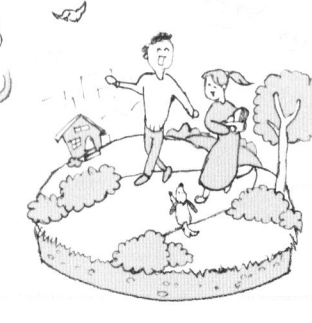

PETがん検査
（2〜10mSv/1回）

一般市民の線量限度
（医療は除く）（1mSv/1年間）

胃のバリウム検査
（3〜4mSv/1回）

胸の単純X線撮影
（0.06mSv/1回）

マンモグラフィ
（0.05mSv/1回）

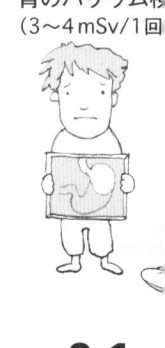

0.1 m

歯科X線診断
（0.03mSv/1枚）

0.01 mSv

0.001 mSv